高校药学专业教学理论与实践研究

徐玉平　著

吉林科学技术出版社

图书在版编目（CIP）数据

高校药学专业教学理论与实践研究 / 徐玉平著.－

长春：吉林科学技术出版社, 2024.5

ISBN 978-7-5744-1291-0

I. ①高… II. ①徐… III. ①药物学－教学研究－高

等学校 IV. ①R9

中国国家版本馆 CIP 数据核字(2024)第 086890 号

高校药学专业教学理论与实践研究
GAOXIAO YAOXUE ZHUANYE JIAOXUE LILUN YU SHIJIAN YANJIU

作　　者　徐玉平
出 版 人　宛　霞
责任编辑　杨超然
封面设计　树人教育
制　　版　树人教育
幅面尺寸　185mm×260mm
开　　本　16
字　　数　240 千字
印　　张　10.75
印　　数　1-1500 册
版　　次　2024 年 5 月第 1 版
印　　次　2025 年 1 月第 1 次印刷
出　　版　吉林科学技术出版社
发　　行　吉林科学技术出版社
地　　址　长春市南关区福祉大路 5788 号出版大厦 A 座
邮　　编　130118
发行部电话/传真　0431—81629529　　81629530　　81629531
　　　　　　　　　　　81629532　　81629533　　81629534
储运部电话　0431-86059116
编辑部电话　0431-81629510
印　　刷　长春市华远印务有限公司
书　　号　ISBN 978-7-5744-1291-0
定　　价　67.00 元

前　言

随着时代的发展以及社会的需要，对药学从业人员要求的日益提高，传统的药学教学制度已然出现无法满足用人单位要求的态势。本书通过分析现有的教学制度以及对照古今，通过对现有教学问题进行思考，对今后高校药学教学进行展望。

进入现代社会以来，我国对临床医药行业从业者要求日益提高，但在高校实际教学层面面临多重难题。为了进一步推动我国高校药学专业教学能力，我们需要审时度势、寻找高校药学教学发展的全新路径，以期培养更多更专业的技术人才，基于此本书主要研究高校药学专业教学的提高，探究高校药学教学制度的更优方案。

本书共有七章。第一章概述了高校教学的内涵以及现状；第二章研究了高校教学的历史，概述了先秦至南北朝时期、隋唐五代时期、宋元时期、明清时期以及近代的药学教育发展；第三章说明了教学主体以及应当如何重视教学过程；第四章阐述了现有高校药学教学方法以及应当如何改变；第五章探究了高校教学工作的管理与实践方法；第六章分析了现有高校教师教学能力以及提高方法；第七章研究了高校药学专业教学的发展路径、教学改革与提升策略。

本书编写耗费了作者大量的时间与精力，但由于作者的学术水平仍然有待提升，因此本书在编写的过程中借鉴、引用了专家学者们的研究资料，其中包括图书、著作、论文等，作者在此对专家学者们表示诚挚的谢意。

本书旨在探索出一条高校药学专业教学之路，促进高校药学专业教学的发展，本书内容不足之处望相关专家及从业人员指正！

编委会

郑 妍 边 力 廖 凯

胡雪玲 何彩玉 李 昭

目　录

第一章　高校药学专业教学概述

第一节　高校教学的内涵

一、教学含义的分析

（一）教学的词源学分析

作为教学论核心概念的"教学"二字，在我国古代早已经出现了。在甲骨文中就既有"教"字，也有"学"字的记载。"教学"二字在一起使用，则最早出现于《书·商书·兑命》："教学半（教（xiao）同教）。"《学记》中说："学然后知不足，教然后知困。知不足，然后能自反也；知困，然后能自强也。故曰：教学相长也。"宋蔡沈注："教，教也。……始之自学，学也；终之教人，亦学也。"一开始自己学是学习，学会了以后再教别人，这也是学习。可见这里教学的含义主要指教，是教师单方面的活动。真正意义上的教与学出现在宋代的文献中，欧阳修在为胡瑗先生作墓志表时曾这样写道："先生之徒最盛，其在湖州学，弟子来去常数百人，各以其经传相传授，其教学之法，行之数年，东南之士，莫不以仁义礼乐为学。"这里"教学之法"中的教学与我们今天教学的含义接近。

（二）教学的含义

1.具有代表性的定义

（1）夸美纽斯认为，教学是把一切事物教给一切人的全部艺术。

（2）阿基比鲁认为，教学是一个成熟或有经验的人努力把信息、知识、技能等传递给一个不成熟的、缺乏经验的人的有意识的、精心策划的活动。

（3）王策三先生认为，所谓教学，乃是教师教、学生学的统一活动：在这个活动中，学生掌握一定的知识和技能，同时，身心获得一定的发展，形成一定的思想品德。

2.理解教学概念的视角

通过对上述教学定义进行分析，我们认为对于教学的理解和认识主要有四个视角：

（1）从教的意义上理解教学。教学是教师把知识技能传递给学生的过程。从教的角度理解教学，是把教师定位为教学的主体，强调教师在传递知识和技能方面的作用。这种理解实际上是古代教学思想的延续，即教学是教育的一种形式，教育是培养人的活动。但是把教学理解为教师的主要活动，把教学论理解为教程的思想，忽视了教学过程中其他因素的作用，就不可能是完整的教学。

（2）从学的角度理解教学。对学生学习地位的重视很大程度上得益于教育心理学化运动。教育心理学化运动重视教学过程中学生学习问题的研究，对教学论发展产生了重要的影响。从学的角度理解教学是对学生主体性的彰显。但是对于学的过于关注，也存在一定的片面性。离开了教师，学生的学习活动也很难完成。因此，把教学重心从教师的教转向学生学的观点，实际上是走上了另一个极端，犯了矫枉过正的错误。

（3）从教和学统一的角度理解教学。从教和学统一的角度理解教学，主张教学是教和学统一的活动。这种定义的视角克服了单方面强调教师教和学生学的缺陷，把教学看作教师和学生之间双边活动的过程。尽管人们在教和学统一过程上达成共识，但是对统一活动的理解仍然存在一定的分歧。如有的从教师方面定义教学，有的从学生角度对教学概念进行阐述，还有的从共同活动结果的角度进行阐述。尽管存在一定分歧，但是从共同活动角度理解教学，是对教学概念理解的进一步深化。

（4）从教学生学的角度理解教学。一些学者在认同教学是教和学共同活动的基础上，把教学定位为教师教学生学。根据他们的观点，教学活动是分层次的，教师的教是教学系统中的高级层次，学生的学是教学系统中的低级层次。这种理解是对教和学共同活动过程的一种深化，表明人们对教学概念的理解越来越深入。从上述分析中可以看出，要想得出一个通用的、普适性的教学定义很难，但是可以得出教学的最基本含义：教学是一种动态活动的过程，是以课程为中介，教师和学生双边活动的过程。广义的教学是指，教的人以一定内容为中介指导学的人所进行的学习活动；狭义的教学是指学校教学，教师以课程内容为中介，有目的、有意识地引导学生进行的教和学相统一的活动。

二、教学的地位

（一）教学是实现学校教育的主要途径

学校教育途径是多种多样的，大致包括教学、社会活动、党团活动。在所有的教育途径中，教学是占用时间、设施和人员最多的活动，这在客观上明确了教学的中心地位。

（二）教学直接体现学校教育目的

教育的主要目的是促进学生的全面发展，并为学生终身发展奠定基础。在学校教育中，教学是教育目的的直接体现。教学的主要任务是教师借助于课程内容，向学生传授知识和技能，使学生在知识、技能、态度、情感和价值观方面得到发展。从一定意义上说，教学比较直接、全面地体现了学校教育的目的。

（三）教学是学校活动的核心

学校工作类型主要分为教学工作、党务工作、行政工作和总务工作，而后三种工作主要是为教学服务的。这从学校工作范围上说明了教学在学校教育中的核心地位。

三、教学的作用

（一）教学为学生发展奠定基础

在教学活动中，教师通过向学生传授知识和技能，促进学生知识、技能、情感、态度和价值观的发展，为学生终身学习以及走向社会、实现社会化奠定了基础。

（二）教学为学生社会化做好准备

在学校教学活动中，学生利用较短的时间，掌握人类几千年积累的知识，为自己走向社会奠定知识基础。学校也是一个组织，在这个团体中，人们必须进行交往。在学校教学活动中，通过教师和学生之间的交往、学生和学生之间的互动，学生可以了解人与人之间交往的基本准则和礼仪，为他们走向社会奠定基础。学校教学可以看作是学生走向社会化的一种预演，是学生走向社会所做的必要准备。正如佐藤正夫所说："教学的课题就在于最大限度地发展人的全面潜力，使之掌握一定的知识、技能和能力，作为一个人在社会中出色的活动，为社会存续发展与人类进步向上作出贡献。"此外，教学还具有促进学校自身发展的功能。学校通过改进教学，不断提高教学质量，促进学校自身的发展。

第二节 高校药学教学的现状

一、我国药学专业实践教学现状

（一）实验课种类形式固定，内容缺乏新意

现阶段大部分院校的药学专业实践教学都是由实验课入手。如药理学、药剂学专业的实验课和基础理论课课时相平，但实验操作技能与基础理论知识考核比重相差较大，存在理论知识在最终考核成绩中占比高于实验技能操作考核，导致学生在学习中"重理论、轻实践"的思想愈发严重。同时，药学专业实践教学一直沿用传统教学模式，教学形式固定，教学内容未及时与社会发展及企业需求相关联，教学课堂缺乏趣味性，不利于学生创新思维的发展。其次，实验课教学设备陈旧，数量偏少，实验中只有少数同学能接触到仪器。另外，药学专业实践教学的教师均为全职教师，与企业、科研机构联系较少，无法在教学中传达药学专业的实践性，学生因此不能了解学习的真正目的，更无法主动探索创新。

（二）专业认知类实践课程的匮乏

我国传统药学专业课的教学中，很少涉及药学专业认知类实践课程。在药学专业教学中，因学生未接触过实际制药设备和流程，只能从多媒体设备上观看影像资料，无法直观感受生产过程，与学生真正地进入药品研发、生产企业实践学习差距较大。其次，药学专业的实践基地也与学校缺乏紧密的联系，实践基地被动式接收高校学生，导致学生实践过程流于形式，无法将课堂所学与实践真正结合起来。

（三）药学服务类实践课程的缺失

药学专业发展时间较短，随着近年医学领域的发展，药学服务作为卫生保健领域的重要环节，其重要性日渐凸显，社会对药学的专业服务型人才需求越来越多。但很多在校药学专业学生服务意识不强，理论联系实践能力不强，阻碍了药学专业学生的综合发展。药学服务类相关课程的开设可提升学生的社会服务意识，培养学生的专业实践能力。综上，目前我国药学专业院校在实践课程设置方面仍显不足。

二、药学专业实践教学解决思路

（一）将实践教学课程安排提前并加大比重

药学专业的高校学生学习年限一般为四年，但学生到第三学年才真正接触到专业课程。与药学相关的制药、药物分析和药剂等专业知识的学习必须与实践相结合，因此，将与实践联系紧密的专业课程安排到前期学习中，让学生前期加强对药学专业知识的掌握，可建立扎实的专业基础。教师在实践教学中应及时调整教学计划，理论实践同时抓，让学生的理论学习和实践训练相结合，如增加临床药学专业临床实践学习，观摩临床用药，把课堂搬进医院。这样有助于深刻理解专业知识，在未来工作岗位中学以致用，并实现学生在校学习与就业的无缝衔接，使学生更快地适应、掌握工作技能。

（二）拓展实践教学基地

我国药学专业院校可与当地政府、科研院所形成三方合作关系，建立药学专业学生的长期实践基地，提升教学质量。三方之间，政府起主导、协调作用。通过在科研基地的训练，提升学生的实践能力。在条件允许的情况下，学校也可开展国际交流活动，开拓国际性实验基地，培养高质量人才。同时，学校应通过学科改革建设加强学校与实践基地的联系。

（三）改革实践教学考核模式

传统的药学专业实践考核大多流于形式，对教师也缺乏完善的考核和奖惩机制。过去实践考核主要针对实习学生，对其指导教师却缺乏相关考核机制，造成有些教师将精力主要放在科研和课堂教学上，对实践教学的重视程度不够。同时，过去的考核方式基本是形成性考核，在学生实习结束后由教师给出考核评语，学生和教师对于实习中出现的问题不能及时改正。且过去的考核是由学校教师完成，而实践指导考核由实践基地教师完成，所以考核评语之间存在"误差"，考核结果准确性较低。应建立完善的教师与学生联合考核机制。

三、药学专业实践教学改革创新策略

（一）逐步实行药学专业课对应实验课程的改革与创新

实验教学是药学专业教学中的重要实践环节。在传统的实验教学中，实验内容都是已知的，学生对已知结果实验进行反复训练，无法培养学生的创新意识。因此，可将科学探究的实验教学方式引入药学专业教学，对教学资源进行整合，压缩、淘汰一些简单的验证性实验，加大综合性、设计性实验的比例，突出实验教学的探究性。同时，教师可将自己所带领的科研项目部分转化为实验教学内容，以科研促进教学，使学生在参与科研项目实验的过程中激发创新意识，也可通过扩大学生创新性科研活动平台来促进我国药学专业实践教学的发展。各院校可开放科研实验中心和实验室为学生所用，为培养创新型实践人才提供充足保障。充分利用学校的学科建设经费，并鼓励利用科研经费购买相关设备来加速学校实验中心平台建设，使其成为学生参与科研活动的主阵地。通过利用这些多层次实践平台，鼓励学生进行自主创新，形成科研思维，培养创新意识。

（二）逐步开发并完善专业认知类实践课程

在传统的药学专业课中，药学专业认知类知识都是通过教师讲解，较少与实际相结合，教师讲解较为抽象，学生理解也不够深刻，严重阻碍了我国药学专业的长期发展。因此，在今后的教学中，教师要注重培养学生的实践能力。首先，教师及相应实验室应当与企业或者科研单位保持合作，定期开展参观药企的实践活动，从而熟悉药品生产、研发、质量检验等各个流程。其次，增加学科的综合实践类课程。应综合培养学生的实践技能，将定期的企业实践与药学综合类课程相结合，增强学生对所学课程的整体认识，达到融会贯通的效果。

（三）药学社会实践与科研创新

首先，通过设立本科生导师制，即学生和指导教师对应模式学生和指导教师对应模式让学生尽早了解和接触药学科研实践活动。在教师的指导下，循序渐进引导学生参与实践项目，锻炼学生的实践能力。其次，药学院校可通过与制药企业和医院建立合作，给学生提供实践活动的平台。通过校内外联合基地的建设将实践教学真正延伸到社会，鼓励学生和教师发明创造。通过这一系列的实践活动，可拓宽学生视野、激发学生对药物研发的热情，为社会培养药学应用型人才。

（四）构建与专业理论相适应的实践课程

学校应根据实际情况开展理论知识相关的实践课程。在当前时代背景下，药学行业对人才的需求提出了更严格的要求。学校应响应时代变化，对课程安排中无法满足时代需求、落后的课程进行适当删减，适当增加适应时代新要求的、更贴合用人单位需求的实践类课程。如为满足医疗机构或药店对药学应用型人才的需求，开设医药综合知识与技能、药学服务等实践课时占比较大的课程，并开展一系列实践课程提升学生的专业认知水平，设计创新一些新的实验贯穿于实践教学中，将多年来药学专业学生被动接受实验的学习模式转变为主动学习模式，以此来使学生对药学科研的现状和研究方法有初步认识，并对实验、科研有初步了解，促进学生日后科研水平的发展。

（五）　探索并创新人才培养方案中药学服务类实践课程

人才培养方案是培养人才的总构架，是实现人才培养目的、落实人才培养要求的指导性文件。要创新培养社会实践能力强、社会服务意识高的应用型创新人才，积极探索创新药学服务实践课程是非常有必要的。应通过加强校企合作模式增加教学与实践的紧密结合，让企业参与到人才培养方案的制订中来，依据社会发展、企业岗位需求，制定契合教学又适应学生技能发展的实践类课程。如依据医疗机构、社会药房、药品生产企业需求，制定符合其岗位需求的实践类课程，确定实践课程的种类及课时，定期开展医院、药房、药品生产企业的跟岗实习，开展针对性的实践学习，既能使学生对药学服务的社会价值内涵有深刻的理解，又能锻炼学生的沟通分析能力和临场反应能力。在直接接触的过程中，学生一方面对平时所学知识认识更深刻，另一方面与同行业人员接触，提前熟悉未来职业环境，激发学生的学习积极性，培养出浓厚学习兴趣。

第二章 高校药学专业的历史

第一节 先秦的药学教育

一、先秦时期的药学知识

（一）原始社会药学知识的萌芽

药物与人类物质生活密切相关，是在人类同疾病的斗争中产生的。原始人在长期采集和栽培植物的过程中，逐渐认识到，哪些植物对人体有益，哪些植物对人体有害，然后有意识地用于治疗某些疾病，这就是药物治病的由来。最早发现的药物是植物。在渔猎时代，人们在食用动物的过程中，也逐渐发现了一些动物的肌肉、脂肪、血液、骨髓及内脏的治疗作用。原始社会末期，随着人类采矿和冶炼时代的到来，矿物药逐渐被摸索总结并使用。

（二）夏、商、周及春秋时期的药学发展情况

随着人类生产和医疗实践的进步，人类逐渐积累了丰富的药物知识。早期的药物学知识基本上依靠口耳相传，直到商代文字出现，药物的采集、产地、性状及功用等方面的认识才有可能以文字的方式记录下来。我国殷商时代已发现甲骨文中记载的疾病有13种，然而至今为止尚未有"药"字的甲骨文。在先秦文献《周礼》《诗经》和《山海经》中有很多有关药物的信息资料。《诗经》中就记载了有100多种药物，如"采采卷耳，不盈顷筐""言采其芹""采采苯，薄言采之"（苯为车前草）。今天人们仍然使用的《诗经》所记载的药物有苍耳、薇蕨、车前草、棠梨、茅、梅、苇、菟丝子、苦菜、麦、合欢、桑葚、益母草、艾、芍药、李、栝楼、羊蹄菜、枸杞子、芹菜、大豆等50多种。《山海经》记载有药物146

种，动物药居首，有83种；植物药59种，矿物药4种。一般药名下均说明产地、形状、特点、效用或使用方法，如杜衡，"其状如共葵，共其臭如蘪芜，可以走马，食之已瘿（医治肿瘤）"。药物使用方法有"服、食、佩、卧、浴、涂抹"等。可见，当时已经积累了一定的药物知识和经验。

对药物的认识和使用在进入周代社会以后，更有了突出的进步。《周礼·天官》中载："凡疗疡，以五毒攻之，以五气养之，以五药疗之。凡药，以酸养骨，以辛养脉，以甘养肉，以滑养窍。"说明了当时对药物的气、味、自然属性等方面的掌握与认识。而其中的"五毒"，据郑玄注曰："五药之有毒者……合黄整，置石胆、丹砂、雄黄、石、慈石于其中，烧之三日三夜，其烟上着，以鸡羽扫取之，以注创，恶肉破骨尽出。"可见当时不仅能够使用五气、五味、五药调养和治疗疾病，而且还出现了专门用来治疗疮疡的外用腐蚀药，这也是我国使用化学药物的最早记载。

据《周礼·大司徒》记载，生物当时被分为动物、植物两大类。动物分为毛物（貂狼貔貉之属）、鳞物（鱼类）、羽类（翟雉之属）、介类（鱼龟之属）、蠃物（虎、豹、貔、豸、禽之属）共五类。植物分为皂物（柞栗之属）、膏物（杨柳之属）、覈（核）物（李梅之属）、荚物（荠荚王棘之属）、丛物（萑苇之属）等五类。这是初步的生物学的分类知识。

商代以前，人们习用单味生药治病，且用重剂，副作用较大。《尚书·说命》中有"若药弗瞑眩，厥疾弗瘳"的记载，一定程度地反映了这一情况。至商代，随着药物品种的增多以及对疾病认识的加深，人们已经根据病情不同，选择多种药物组合配成复方，经过煎煮成液后应用于临床治病的可能。这样，将生药转向熟药，将单味药转向复味药，不仅方便服用，而且药效也容易发挥。这无疑是向前迈了重要一步。

1972年，在长沙马王堆西汉古墓中发现了我国古老的药方书——《五十二病方》。书中介绍了52种疾病及其医疗药方，共计药方280个，提及药物240种，至今仍然有效的药物有许多。由于当时用药经验不丰富，外治方法占很大比例，有外敷法、药浴法、熏法、熨法、灸法、按摩法、角法（拔火罐）等；药方同时记有煮、丸、酒、煎膏等药物使用方法，书中出现的早期辨证施药的思想反映了当时中国的用药水平。

二、早期药学教育的形式和内容

在医药学教育方面，先秦时期可以说开后世医药学教育的先河，不仅是其传承方式对秦汉以后多有借鉴，更在于其为后世奠定了丰富的传承内容。

由于原始社会的医药卫生活动和教育活动还没有从生产劳动、社会活动和宗教活动中分化出来，既没有专职的医生，也没有从事医药卫生教育的教师，更没有医学校。所以，那时的医药卫生活动和知识传授是紧密地结合生产劳动和社会生活进行的。由于还没有文字和书本，所以老的一代向年轻的一代传授医药卫生经验和知识时，只靠口耳相传和观察模仿来进行。原始社会没有文字，这是许多考古发掘所证明的事实。因此，可以认为原始社会教育主要是靠口耳相传进行的。口耳相传的教育除了在生产生活中进行外，有些原始部落还有成人向儿童讲故事的方式，这是典型的口耳相传的教育活动。

后来出现的文字，作为一种符号系统，是人类保存、传递文化最理想的工具，记录着人类的经验并能够解释这些经验，医药知识也依赖于这些符号系统得以传承。

（一）早期的经验传承

在还没有产生文字的人类社会早期，传承方式主要通过眼观、口说、耳听。例如"小孩跟着大人去采集，大人采什么，小孩就采什么，大人就在采集实践中教会小孩懂得什么能吃，什么不能吃；哪种生吃，哪种熟吃；哪种有毒，哪种没毒等知识。"由于对自然界的极端无知和饥不择食，人们常会误食一些有毒的植物而产生呕吐、腹泻，吃了瓜蒂、藜芦会导致呕吐。当然，人们有时也会因偶然食用了某些食物，而使原有的病痛得以减轻或完全消除。正是经过世世代代无数次这样的尝试和经验积累，人们才逐渐获得了一些辨别食物和毒物的知识。他们开始认识到哪些植物对人体有害，哪些植物对人体有益，并进而有意识地加以利用。这样便初步积累了一些植物药知识。这便是植物药的起源了。在认识植物药的过程中，也呈现出了人类社会最早期药学知识传承的大概情况。

"至原始社会末期，在医学方面，积累了较丰富的知识和技术。据我国民族学的调查，原始社会末期人们已掌握了关于蛇伤、箭伤、出血、扭伤、肿痛、刀伤、烧伤、痢疾、分娩等的治疗方法。"人们在与疾病做斗争，积累治疗方法时，积累了更多的医疗经验，对疾病的认识也随之加深。随着人们对疾病认识的加深，对疾病诊疗经验积累的增多，对药物的认识也有可能更加深刻。可以说，医学经验的积累和知识传承促进了药学经验的积累和药学知识的传承。由医学方面的进步可知，药学经验也在逐步丰富并发展着。关于这些经验最初是如何产生的，据推测可能当时仅仅是散在的发生，而在代代传承与积累的过程中逐渐集中到了少数人那里。于是，有了医学不同起源的传说，即由"医食同源""药食同源"过渡到"医源于圣人"，医、药知识经验传承发展到被少数人集中掌握。

（二）神农教民识草木之滋味

涉及我国古代医学起源的文献很多，但基本都将中医学的创立归功于传说中的中华民族始祖伏羲、神农、黄帝。有伏羲制九针而有针灸，神农尝百草而有药物，黄帝论经脉而有医理等说法。关于这一点，《淮南子·修务训》认为"世俗之人，多尊古而贱今，故为道者必托之于神农、黄帝而后能入说"。其实在医、药学经验的传承中，普通民众的经验积累和杰出人物的经验总结同样重要。

上古传说中，神农、巫彭等医学人物本身就是采药者，客观反映出当时医药不分家的状况。这些神话人物中，神农与药学知识传承关系最为密切。神农氏，又称炎帝，因长于姜水，故姓姜。《史记·五帝本纪第一》载："轩辕之时，神农氏世衰。诸侯相侵伐，暴虐百姓，而神农氏弗能征。"这里记载的神农氏已经是权倾势衰、圣人疲态了。根据《淮南子·修务训》载："古者民茹草饮水，采树木之实，食蠃蚌（螺蚌之类）之肉，时多疾病毒伤之害。于是神农乃始教民播种五谷，相土地宜，燥湿肥饶高下，尝百草之滋味，水泉之甘苦，令民知所避就。当此之时，一日而遇七十毒。"这里记载的神农氏教民采集食物和农业生产，同时，也教民识草木之滋味。又据《通志·三皇记》中记载："民有疾病，未知药石，乃味草木之滋，察寒温之性，而知君臣佐使之义，皆日尝而身试之。"其他如《世本》中云"神农和药济人"，《史纪纲鉴》云"神农尝百草，始有医药"。《通鉴外纪》亦称："民有疾病，未知药石，炎帝始味草木之滋……尝一日而遇七十毒，神而化之，遂作方书，以疗民疾，而医道立矣。"多处记载显示，神农氏与本草知识的传承密切相关，特别值得一提的是这里的"教"字已经有了知识传承的意味，而"尝""味"两字，则诠释了我国先秦时期药学知识的经验获得途径，推测神农氏可能是将这些经验传承下去的重要人物。

这些神话传说虽然不一定有其人，但是我们的先民中很有可能存在这样一类人，他们在智力上优于众人，因而更多地掌握了某些生存、生活和防病治病的经验，而且善于应用他们的经验救世济人，于是为人们所推崇。

第二节　秦汉魏晋南北朝的药学教育

一、秦汉时期的药学教育

（一）秦汉时期的药学概况

1.本草之名的出现

"本草"一词，首见于《汉书·郊祀志》，汉成帝建始二年（公元前31年），"候神方士使者副佐、本草待诏七十余人皆归家"。其后，汉平帝元始五年（公元5年），《汉书·平帝纪》"征天下通知逸经、古记、天文、历算、钟律、小学、史篇、方术、本草及以五经、论语、孝经、尔雅教授者……至者数千人"。《汉书·游侠传》中又有名楼护者，"少随父为医长安，出入贵戚家。护诵医经、本草、方书数十万言"。

以上3条记载中，第1条中的"本草待诏"为职名，颜师古注曰："谓以方药本草而待诏者。"成帝建始二年罢省高祖以来所设祭祀之所数百处，因而有"候神方士使者副佐、本草待诏"归家事，但此职名始设于何时，不可详考。第2条中的"本草"既可视为抽象名词，也可视为是如同《史篇》《五经》《论语》《孝经》《尔雅》一样确有所指的书名（例如，中华书局出版的点校本《汉书》即在此六者上均加有书名号）。然而第3条中与医经、方术相并称的"本草"，则确切无疑的是作为一个抽象名词出现了。

在西汉末期这个历史阶段中，《汉书》卷九十九《王莽传第六十九》记载，王莽于汉平帝元始四年（公元4年）时，曾"网罗天下异能之士，至者前后千数，皆令记说廷中，将令正乖缪、壹异说"，随后出现了元始五年的征天下通知"本草"等类人才的记载，不难想见在这些人的撰述中，必定出现了"本草"著作。而能够"诵医经、本草、方书数十万言"的楼护也恰与王莽为同期人物。因而，结论是："本草"一词的固有定义，以及以"本草"为名的药物学著作，基本形成于公元纪年的第一个10年中。从这时起，中国传统医学中的药物学具有自身独立的地位，无论是在医家眼中，还是在社会文化层的普遍认识中，"本草"乃是医学中的一个独立分支。

2.中国药物学的第一个里程碑——本草学专著

"本草"之名成立之后，正史中这一时期的本草典籍目录，其数量、种类均引人瞩目。《隋书·经籍志》所著录的本草学著作有："《神农本草》八卷；《神农本草》四卷，雷公集注；《甄氏本草》三卷；《桐君药录》三卷；陶弘景《太清草木集要》二卷；《神农本草经》三卷；蔡英《本草经》四卷；《药目要用》二卷；《本草经略》一卷；徐太山《本草》二卷；《本草经类用》三卷；姚最《本草音义》三卷；甄立言《本草音义》七卷；《本草集录》二卷；《本草钞》四卷；《本草杂要诀》一卷；《本草要方》三卷；《依本草录药性》三卷、录一卷；原平仲《灵秀本草图》六卷；《芝草图》一卷；《入林采药法》二卷；《太常采药时月》一卷；《四时采药及合目录》四卷；李密《药录》二卷；沙门行矩《诸药异名》八卷；《诸药药性》二卷；《种植药法》一卷；《种神芝》一卷。"这些本草著作中，保存较为完整的是《神农本草经》，其成书年代学者们尚未达成统一认识，近人梁启超氏称："此书在东汉三国间盖已有之，至宋齐间，则已成立规模矣。著者之姓名虽不能确指，著者之年代，则不出东汉末，迄宋齐之间。"近代史学家陈邦贤认为此说"比较合理"。《神农本草经》全书共收载药物365种，采用上、中、下三品的分类法。

"上药养命，中药养性，下药治病"，又曰："上药无毒，多服久服不伤人；中药有毒，斟酌其宜；下药多毒，不可久服。"每一种药物下记载有一名及异名、性味、产地、主治等，全面、系统、可靠地记载了数百年的临床用药经验，80%以上至今仍然有效。自其问世以后，历代本草药物古籍均以《神农本草经》所载药物为基础，随着朝代的不同而把人们防治疾病的经验应用到药物添加中或修改而另成专辑。魏晋以后，历代诸家的本草学著作都是该书基础上的发展。《神农本草经》成为历代医学教育的教科书和医学考试的范本。在后来唐太医署的课程设置和医学考试中，该书均占有重要位置。

另外，马王堆汉墓出土的汉代帛书《五十二病方》中，初步统计共收载药物242种，其中一部分药名见于《神农本草经》和《名医别录》，但也有若干药名未见于历代医药文献。1972年，甘肃武威出土的《治百病方》，比较真实地反映了东汉早期的医药学水平。在所收载的30多个方剂中，共收集了近百味药物。

3.医丞与药丞

统一的中央集权封建国家为贯彻其医药政策，在组织上必然采取相应措施。秦汉时期医官设置较之先秦时期员额增加，职责划分明确，层次和隶属比较清楚。概括起来有以下几个特点：战国时期秦国首创的最高医政长官制度即太医令制度，在秦汉时期得到确立和完善；医政、医药统一领导并设医丞、药丞分工管理；宫廷医官设置具有一定规模。诸侯王国内开始有医官设置；军队始设医药和医官；主要医官职品、俸禄已具有一定标准。

秦并天下，其医事制度已推行全国。《通典·职官七》记载："秦有太医令丞，亦主医药，属少府。"太医不仅负责皇帝的医药和中央官员的疾病诊治，而且掌管地方郡县的医疗事宜。当时各地都设有医长，对太医令丞负责。药府中的药长主持药物之事，设有药藏府储存药物。

西汉时期，设置两种太医令，一种属太常管理，另一种属少府管理。王应麟认为："其属于太常的，如后之太医院之职；其属于少府的，则如后之药房官隶于内府相似。"王氏的解释，一方面说明了两种太医令的沿革演变，另一方面揭示了两种太医令的职能性质。太常太医令演进为后世的太医署、太医院等医药管理机构，其内部有分工，负责与管理方药者各司其职，管理方药者又有典领方药和本草待诏之分。典领方药侧重于方剂的研制，以供宫廷方药之需。而本草待诏则主要为皇家采集各种药材，这些人不像典领方药官职稳定，用时被征召上来，又随时可能被裁减。少府太医令则具有皇宫中保管储藏药品的职责，演化为后世管理药品的尚药局，其属职有太医监、侍医、女医、乳医、尚方和本草待诏。地方官吏家中，也多有医药的设施。在郡、县、乡级的行政机构中，也有掌管或兼管医药卫生之官吏。

东汉时取消了太常属官中的太医令、丞，于少府中设置，《后汉书·百官志》中说："太医令一人六百石，掌诸医，药丞方丞各二人，药丞主药，方丞主方，右属少府。"医官制度比西汉完善，增设了一些医药官职，如增设"尚药监"一职管理药品，皇后宫中增设"中宫药长一人，四百石"，负责皇后及皇妃的药品供应工作。这种将医药卫生行政统一归于太医令管理，并将医政与药政分开且各设一名专丞负责的体制，是医药管理在早期阶段的一个进步。地方医事改由地方负责。可见，公元1世纪以后，当时的我国已经将医与药分成两种职业。医药分工乃社会分工之一环，应该说具备积极意义。但是历代医家对于医药分工却多有微词。

（二）秦汉时期的药学教育

秦始皇所推行的教育政策是与其政治的统一相适应的。"书同文，行同伦"是秦朝实行大统一所推行的共同文字，规范统一的社会伦理和行为习惯的文化教育政策。改革和统一文字，"书同文"无疑有利于包括医药学在内的各门学术的教育实施。"行同伦"是对于可能引起割据的思想和民族习俗加以限制，企图从思想上规范人民，做到"行同伦，黜异俗"。"颁挟书令""禁游官"和"禁私学，以吏为师"的政策是为了禁止"以古非今"的分封主张。秦朝还在每乡设置"三老"，担负对人民进行教化的责任，但是没有建立官学。既禁止私学，又无官学，所以私学也是屡禁不止的。

这一时期药学教育并没有从医学教育中独立分科，也没有官方主导的药学教育形式。药学教育仍然依附于医学教育得以传承和发展，然而，这一时期还没有专门从事医学教育的学校，医学教育的存在主要是以家传或师承为主要方式的。

汉朝初政治上的指导思想是"黄老之学"，在这种宽松的政治环境下，民间学术和教育活动得到全面恢复。武帝继位后，黄老之学退出历史舞台，汉武帝提出"罢黜百家，独尊儒术"的文教政策，是中国历史上划时代的历史性事件。汉武帝采纳了董仲舒"兴太学以养士""重视选举，任贤使能"和"推明孔氏，罢黜百家"的建议，并在元朔五年（公元前124年）"为博士官置弟子五十人"（《汉书·儒林传序》），这是汉代正式成立太学之始。虽然商周时期我国可能已经有了大学的初步形式，但从严格意义上讲，以传授知识、研究专门学问为主要内容的最高学府，应该是从汉武帝时创立的太学开始的。"

汉代的官学系统除了太学外，尚有鸿都门学、四姓小侯学、宫廷学校及郡国学校，郡国学校是地方官学。在先秦时期繁荣的私学在汉代也很兴盛，其办学层次和规模，由经师大儒自办的"精舍""精序"等授徒教学。有教儿童的小学，称为"学馆""书馆"或"书舍"等。汉代的选士是由郡国察举，即称为"乡举里选"。"独尊儒术"政策对取士的影响就是察举中考试经术的成分逐渐增加。前汉孝廉不需考试，而东汉孝廉需要考经术。

1.传承形式——师徒传承得以继续发展

中国医、药学知识传承的一种重要方式便是师徒传承。在两汉期间，虽然还没有专门从事医、药学教育的学校，但是师徒传承却得到一定程度的发展，传承线索也更明晰，许多名医皆出自名师，学有师承。例如，西汉名医淳于意（仓公）先受业于公孙光，后又就学于同郡的公乘阳庆，学医三年，尽得其所传之医书，如黄帝扁鹊之脉书，《五色诊》《药论》等，淳于意也收有弟子宋邑等；名医华佗有弟子吴普、樊阿、李当之等，皆颇有医名，《隋书·经籍志》载："梁有华佗弟子吴普本草六卷"；张仲景则受术于同郡张伯祖，他"勤求古训、博采众方"，刻苦攻读古代医书，并结合当时医家及本人的经验，写出了《伤寒论》这部名著。由此可见，当时师承之风的盛况。《汉书·楼护传》谓："少诵医经、本草、方书数十万言"，《汉书·平帝纪》云："元始五年（公元5年）微天下通知……本草以及五经、论语、孝经、尔雅教授者……遣至京师。"可见秦汉时期不仅有本草专著问世，而且也存在众多的本草教授，本草学的发展已初具规模，虽然早期的本草学著作大多亡佚不存，但新的著作大多总结吸收了前人的经验，而且又有所创新和发展，这种亡佚大多属于"名亡实不亡"。

2.弟子选拔——"得其人乃传"

当时的医生也是掌握药学知识的人才，由于药物学并没有独立分科，医、药教育统一管理，所以医学人才的选拔便是药学人才的选拔了。《素问·金匮真言论》中说："非其人勿教，非其真勿授。"《灵枢·官能》中也说："得其人乃传，非其人勿言。"相传长桑君在接收扁鹊做徒弟以前，曾对扁鹊认真观察了十几年；公乘阳庆也因为赏识淳于意才传其以医术的；程高向涪翁求教了好几年，始得其传授医业。

师徒教育的教学内容因师而异，不同的师傅教授的内容也会有所不同，但都既学理论更重视实践。汉代不仅有留传下来的文字、竹简、帛书，并且东汉和帝元年（89年）已经发明了蔡侯纸，一些中医经典名著也相继问世，如《黄帝内经》《难经》《神农本草经》《伤寒杂病论》等。师傅教徒弟时，这些著作便是主要的教授内容，除医术传承外还传授以秘本。相传淳于意师承公乘阳庆（《史记·扁鹊仓公列传第四十五》）："庆年七十徐，无子，使意尽去其故方，更悉以禁方予之。""传黄帝、扁鹊之脉书，五色诊病。"传授的书有"脉书、上下经、五色诊、奇咳术、揆度阴阳、外度、药论、石神、接阴阳禁书"。陈邦贤认为"我国医学从战国以迄东汉是禁方流传时期。禁方就是秘密的医方。少数医方，操在巫或方士手中，或极少数人的手中，如公孙光、公乘阳庆之流。《灵枢·禁服篇》此：'先师之所禁坐私传之也，割臂歃血之盟也。'不但方为禁方，即诊断疾病，知生死，决嫌疑，定可治的医学书籍，亦列入于禁书之列。《后汉书》中也记载涪翁将《针经》《诊脉法》传于弟子程高。这些秘本经过师承，医学与药物学知识不断得到了充实，虽然其中多数秘本已失，然而有的经过几个世纪的集体努力，也已逐渐完善。1972年，甘肃武威县出土的汉墓中所发现的简牍，以及马王堆汉墓出土的帛书和简牍即属于此。

由此可见，虽然我国封建社会早期还不曾设立医药学校，但那时的医学与药学教育活动已经存在并有所盛行了。师徒式的教育是培养医、药人员的主要形式。无论是在学生选拔还是教学方法方面，都已经积累了经验，也为医学与药学教育的进一步发展奠定了基础。但是，由于时代的原因，行医曾被士大夫及贵族认为是一种下贱的职业，如《礼记·王制》说"凡持技从事上者，史、射、医、卜及百工"，把医生这个职业列入伎卜相之流。我国古代人们多以官为荣，以医为下。由于医生的社会地位低下，医生受统治者迫害而遇难也屡见不鲜。

二、魏晋南北朝时期的药学教育

（一）魏晋南北朝时期的药学概况

1.药物学蓬勃发展

（1）中国药物学的第二个里程碑—《本草经集注》

在本草学方面，本草学著作达70余种。《神农本草经》内容得以流传全赖南朝陶弘景在此书基础上所编《神农本草经集注》，全书共3卷，载药730种，全面总结了以前的本草经验，为本草学的进一步发展奠定了基础。陶弘景在药物分类方法上的创新乃是历来有关陶氏本草学研究中称道最多之事。简言之，即陶氏将上、中、下三品分类法改为按药物的自然来源（或称自然属性）分为玉石、草、木、虫兽、果、菜、米食及"有名无实"诸部。然而此说未必确切。正如尚志钧氏指出："可以推断《吴普本草》中已有了这种分类法的雏形，抑或《吴普本草》确立的分类，即是按药物自然来源分类法之先河。陶弘景的分类方法，实际是综合了两种分类方法而成：玉石、草、木、虫兽、果、菜、米食及"有名无实"等各类之下，又各有上、中、下三品的分类方法。这种分类方法，亦可以说是从一个侧面反映出陶弘景作为医学家和道教中人的双重性格——既不放弃对于仙道的继承与追求，但又秉承科学分类法的自觉性。药物学在南北朝之前，可以说是多途径发展的，至陶弘景《本草经集注》才实现了第一次系统全面的归纳总结。

（2）陶弘景对医药分工的态度

在医药分工方面，陶弘景《本草经集注》云："今诸药采治之法，既并用见成，非能自掘……众医都不识药，惟听市人，市人又不辨究，皆委采送之家。"由此看来，那时就已经存在比较成熟的采—商—医患这样的药材流通渠道，但是，陶弘景对于这种分工的态度值得玩味，他紧跟着就指出了其消极一面："采送之家，传习治拙，真伪好恶莫测，所以有钟乳酢煮令白，细辛水渍使直，黄蜜蒸为甜，当归酒洒取润，螵蛸胶着桑枝，蜈蚣朱足令赤。诸有此等，皆非事实，世用既久，转以成法，非复可改，末如之何，又依方分药，不量剥治。如远志、牡丹，裁不收半；地黄、门冬，三分耗一。凡去皮除心之属，分两皆不复相应，病家唯依此用，不知更称。又王公贵胜，合药之日，悉付群下。其中好药贵石，无不窃遣。乃言紫石、丹砂吞出洗取，一片经数十过卖。诸有此等例，巧伪百端，皆非事实。虽复鉴检，初不能觉。以此治病，理难即效，斯并药家之盈虚，不得咎医人之浅拙也。"考察其语气，陶弘景使用了"全称性称谓"，指斥"采送之家"药学知识低下，甚至有很多造假行为，一般患者在剂量等问题上又缺乏常识，导致疗效受限。起码可以说他对医药分工是颇有微词的。

（3）炼丹与制药化学

两晋南北朝时期，服食风气盛行，所以炼丹术得到发展。在炼丹术和药物炮炙加工方面，最著名的是东晋炼丹家葛洪，他通过自己长期实践结果编著了《抱朴子》，包括内篇20卷、外篇50卷。内篇专门讨论了炼丹的问题，牵涉许多化学反应和制药化学实验，扩大了矿物药的应用范围，虽然服食带来很多毒副反应，但是炼丹也促进了制药化学的发展。

方剂学方面，葛洪所著的《肘后备急方》是一部简单而实用的小型方书，所载方药具有简、廉、便、验的特点。载药约350种，其中植物药230种，动物药70种，矿物药和其他约50种。这些药物中，贵重药品为数极少，而乡野山村易得之物居多，如大蒜、姜、大豆、豉、艾、灶下黄土、食盐、墨、鸡、鸭、禽畜及其血、粪便等。现代医学家从《肘后备急方》中发现不少独特药物，如青蒿、常山成为20世纪80年代药物学家重新开发的抗疟药。《肘后备急方》在一定程度上反映出我国两晋时期的医药水平和治疗技术，为我们今天研究医药学发展史提供了不少可贵的资料。

（4）中国第一部制药专书

刘宋时雷敩撰著《雷公炮炙论》，是我国第一部制药专书，而且也是世界最早的制药学专著，为后代的中药加工炮制确立了操作规范。

2 医药制度的沿革

（1）最早的太医署

魏晋南北朝时期由于政局混乱，有关医事制度的记载比较零散，就现有材料来看，本期医政制度主要是继承秦汉传统，在中央设最高行政长官太医令掌管全国的医药行政，事实上主要负责皇族及宫廷内医疗保健工作，并设有御医及太医。

梁峻氏认为："西晋始设全国最高医政兼医疗的综合机构太医署，这是我国最早设置的医药管理机构。"

关于"医署"始设于何代，迄今学术界存在两种说法，一说认为始于南北朝，另一说认为始于隋。关于医署始于西晋之说，以往并未见此观点，为求证是否谬误，笔者爬梳了大量史料，并认同"医署"始于西晋。有以下几个理由：第一，在《晋书·挚虞传第二十一》中讨论古今度量问题时有"今尺长于古尺于半寸，……医署用之，孔穴乖错……"的记载。晋书所记史实是西晋武帝至惠帝期间的人和事，以上引文为《晋书》所记，所以医署应在西晋初就存在。第二，晋亡，南北分裂，分裂后的南朝宋和北魏均设有医署或太医署。《宋书·礼五志第八》记载："……太史、太医、太官……太子诸署令……铜印、墨绶。朝服，进贤一梁冠。"《宋书·王歆之传第五十二》也载："初，悦为待中，检校御府、太官、太医诸署……"《南史·王悦之传第十四》也载："王悦之……为侍中，在门下尽其心力，掌检校御府太官太医诸署。"如此三处说明刘宋时太医署的存在。《魏书·世宗纪第八》关于设立医馆的诏令中有"……严敕医署，分师疗治，考其能否，而行赏罚……"的记载，据此可知北魏时也设有医署。南北对峙的两个政权割据而治却都设有医署（或太医署），这与其说是南北统治者的思想巧合，不如说是晋以来医政设置的遗风。第三，《通典》职官门中所载晋太医令的待遇"晋铜印墨绶，进贤一梁冠，绛朝服而属宗正……"与上述所引《宋书》中所载的刘宋太医署令待遇一模一样，这也很可能是受晋代医政影响较大的缘故。基于如上三点，本研究认同医署设置最早始于西晋。

（2）最早的药品管理机构

宋、齐、梁、陈医制如前，大都设有太医令、太医丞以理医政。至南北朝后，据《隋书·百官志》"梁门下省置太医令，又太医二丞中，药藏丞为三品勋一位"的记载，梁代在太医署中设尚药局，专管药品。这是目前成立药品管理机构的最早记载。

据《册府元龟》卷二十的"北齐门下省，统尚药局，有典御二人，侍御师四人，尚药监四人，总御药之事"的记载，北齐时尚药局独立出来，改归门下省管理，不仅主管宫廷药品，而且主管帝王医疗。

另外，地方医政长官在各代基本均有设置。地方医院在北魏时诞生。

（二）魏晋南北朝时期的药学教育

晋代重视中央官学的设置，并于太学之外别立国子学。晋咸宁四年（278年）初"置国子祭酒、博士各一人，助教十五人，以教生徒"。这是我国设国子学之始。

南北朝时期，文帝元嘉十五年（438年），"使丹阳尹何尚之立玄学，太子率更令何承天立史学，司徒参军谢元立文学，散骑常侍雷次宗立儒学，为四馆"（《文献通考·学校考二》），从而在京师创设了类似单科大学性质的"四学馆"（儒学、元素学、史学、文学）。明帝泰始六年（470年）"（宋）以国学废，初置总明观，分玄、儒、文、史四科"。四学馆的建立，改变了自汉立官以来高等学校专习儒经的格局，开专科教育的先河。

1.最早的官办医学教育

由于分科教育的兴起，医药学教育也逐渐引起了包括统治阶级在内的人们的重视。关于我国医学专门学校何时出现，迄今尚无详细的史料。但是可以认为魏晋以来，医学教育事业已露端倪。据《魏书》卷八载，北魏太武帝诏令立医馆："敕太常于闲敞之处，别立一馆，使京畿内外疾病之徒，咸令居处，严敕医署，分师疗治，考其能否，而行赏罚。虽龄数有限，修短公定，然三疾不同……又经方浩博，流传处广，应病投药，卒难穷究。更令有司，集诸医工，寻篇推简，务存精要，取三十余卷，以班九服，郡县备写，布下乡邑，使知救患之术耳。"由此可见，北魏时期已经设立医馆。《唐六典》也记载"晋代以上手医子弟代习者，令助教部教之，……"以后魏孝文帝太和中，北魏的官制中已明确地设有"太医博士（七品下）"和"太医助教（九品中）"。这说明在北魏时期，已经由国家委派医学方面的教官从事医学教育，这是我国官学医药学教育的开端。

南朝刘裕（武帝）自新中国成立后，对教育工作比较重视，曾于永初三年（422年）诏有司兴学，但事未成功刘裕就死了。直到刘宋元嘉十五年（438年），大兴学馆，各聚门徒授业。故史称"江左风俗，于斯为美，后言教化，称元嘉焉"。据《唐六典·太常寺》载："宋元嘉二十年，太医令秦承祖奏置医学，以广教授，至三十年省。后魏有太医博士，助教。"可见，南北朝时期政府也已设置医学教育。可惜至元嘉三十年（453年），文帝刘义隆去世，医学教育也随之而废。后来由于明帝时诸王作乱，刘宋王朝无暇顾及于此，最终也没能再行设立。

至后魏创立太医博士和太医助教等职务，实际也是效法刘宋，并且当时这一制度曾传入朝鲜。以后隋唐医药学教育的兴盛，也以此为先导。

2.最早的药园

尤其值得一提的是，梁峻氏所著《中国古代医政史略》（内蒙古人民出版社，1995年）中记载："东晋已设置药园，成为培养生药人员的基础，但是史书中未见有更为详细的记载。"王振国所著《中国古代医学教育与考试制度研究》（齐鲁书社，2006年）也记载："东晋时，皇家已设置药园，从事生药人才的培养，但史书中未见有详细的记载。"由于以往研究几乎认为药园始设于唐代，但以上二人观点不谋而合，不能不说明以往的常识性认识可能存在谬误，为印证此观点，笔者查找了大量相关古文，终于有所发现。《读史方舆纪要》（中华书局，2005年）卷二十记载："乐游苑在覆舟山南，晋之芍药园也。义熙中，即其地筑垒，以拒卢循，因名药园垒。""义熙六年，卢循犯建康，泊蔡洲，刘裕筑查浦、药园、廷尉三垒，……"《至正金陵新志·古迹志·药园类》记载"东晋时'药园'或'药圃乃皇家种植草药之地，晋末刘裕在此筑'药园垒'以抵抗孙恩起义军"。由此可见，东晋时，皇家应已设置药园，这是目前历史上关于药园的最早记载。但关于药园是否从事生药人才的培养，笔者尚未查找到可靠的相关文献。

第三节　隋唐时期的药学教育

一、隋唐时期药物学的大发展

隋唐以前，有关药物的知识积累、总结都限于民间个人的努力，尽管如此，经过东汉《神农本草经》和南北朝陶弘景《本草经集注》两次较全面的总结，也有了很大的提高。但是，由于历史的局限和个人条件的制约，陶氏所撰本草仍有许多疏漏或错误的地方，鉴于这种情况，唐显庆四年（659年），由政府组织颁布修订了《新修本草》，它是我国历史上第一部药典，也是世界上最早的药典，比欧洲最早的《佛罗伦萨药典》（1498年）早839年。然而，郑金生氏认为《新修本草》虽属官修，但内容则有补充无淘汰，与现代具有法律效力的国家药典仍有本质区别。

《新修本草》开创了集体编修本草的先河，集体编书的好处是能集思广益，因此该书对药物的考订，无论内容的广度和深度都比陶弘景所著的更胜一筹。这部官修本草包括三部分文献内容，即《本草》《药图》《图经》。《本草》部分是讲述药物的性味、产地、采制、作用和主治等内容，《药图》是描绘药物的形态，《图经》是《药图》的说明。《新修本草》其内容在《本草经集注》的基础上再加扩充，增加了114种新药，所载药物总数达到850种，对每味药物的性味、产地、采收、功用和主治都做了详细介绍。在编修过程中，朝廷向全国广泛征集药物——"普颁天下，营求药物"（宋·唐慎微撰《证类本草》卷一《序列上·唐本序》），"征天下郡县所出药物，并书图之"（宋·王溥撰《唐会要》卷八十二《医术》）。据现存资料统计，有13道133州的药物汇入书中。这次大规模的药物普查，可谓中国科技史上的一次壮举。但遗憾的是"丹青绮焕，备庶务之形容"的药物彩图，在当时的历史条件下，是不可能广泛流传的。唐《新修本草》编纂时十分重视药材实物的观察和研究，补充和改正了许多前代本草中的错误；在药物分类方面，按药物自然来源将药物分为九类；在内容方面，增加了不少新的而且疗效确切的药，还收集了二十多种外来药物。这些都丰富了我国药物学的内容。

国家颁布本草书，促进了该书的流布。《新修本草》一经问世就立刻传播开来，在历史上、在国内外均有较大的影响。当时的名医孙思邈在《千金翼方》中就全部抄录了《新修本草》的目录和药物正文。唐政府规定该书为医学生必修课本之一。此外，唐政府还将其作为国家药典颁布发行。唐政府对本草的修订颁布反映了政府对药物学的重视。从这个意义上讲，可以说唐政府修订本草的政策促进了药物学的发展，因而在这一时期诞生了许多本草专著。

《新修本草》之后，出现了多种在其基础上汲取精华所编成的各种小型实用本草。同时，又有人去收集《新修本草》漏收或落选的民间药物。例如，陈藏器就编写了《本草拾遗》（739年），拾掇《新修本草》之遗余药品692种，尤其是记载了唐代一些民间有效药品，对丰富我国药物学有一定贡献。

二、医药制度日臻完善

（一）尚药局

隋文帝时（589—604年）尚药局仍属门下省，典御二人均正五品。"尚药局，典御二人，侍御医、直长各四人，医师四十人。符玺、御府，殿内局，监各二人，直长各四人。隋炀帝时，尚药局改归殿内省，典御改名为奉御。"尚药直长四人，又有侍御医、司医、医佐员。"唐代尚药局属殿中省，设药尚奉御二人，正五品下。另据《唐六典》所载，隋代尚设有"医佐员八人""主药四人""药童二十四人""按摩师一百二十人"。"隋唐三百多年，此制相传相沿袭，尽管机构及其长官称谓有一些变化，但这一时期的尚药局实际上就是政府主办的皇家医院。

尚药局是由不同层次、不同技术特长、承担不同职责的人员组成的综合性医院，其最高行政长官典（奉）御是精通医药的专家，职责是"奉御掌合和御药及诊候方脉之事，直长为之贰。……合造之法，一君三臣九佐……凡合和与监、视其分剂，药成尝而进焉"。"侍御医掌诊候调和"。司医、医佐员"掌分疗众疾。""主药、药童掌刮削捣筛"。食医掌"和齐所宜"尚药局除以上工作外，在王公等官奏请皇帝同意后，其医官也为王公大臣以下官员诊疗。

（二）药藏局

药藏局是专门为皇太子医疗保健服务而设置的机关。其长官药藏郎"掌和齐医药之事，丞为之贰。凡皇太子有疾病，以议方药。应进药，命药童捣筛之，侍医和成之，将进宫臣监尝如尚药局之职"。其余医官也均各有职责，如掌固主掌药库。《隋书·百官上》载，南梁在詹事府下便已经有"中药藏局"的设置，同时记载"中药藏丞"为"三品蕴位"。尽管记载简略，但可根据此判断南梁时已经开始设药藏局。到北齐时，已在门下坊设有药藏局，设监、丞各二人，正六品下，监下还设有丞、侍医、侍药等官。至隋代在"门下坊……又领殿内、典膳、药藏、斋帅等局，……典膳、药藏局，监、丞各二人。药藏又有侍医四人"。药藏局监二人（正七品）、丞二人（正九品）、太子侍医四人，从七品。总计隋代药藏局内至少有医官八人。唐代改药藏局监为"太子药藏郎（郎），二人，正六品上，……丞二人，正八品上"。

三、隋唐时期的药学教育

（一）药学教育分科伊始

1.官学：太医署

隋代的官学中，医药学教育由太医署承担"太医署、掌医药等事""太医署有主药二人。医师二百人。药园师二人。医博士二人。助教二人。按摩博士二人。咒禁博士二人。共约二百一十五人左右"。隋炀帝时，太医署又置"医监五人，正十人"。可知，当时太医署的人员组成中已经设有药园师，并有具体人数2人。然而遗憾的是，并没有更为详细的史料记载是否有培养医学生及其具体数量。

隋太医署人员组成上实际上包括行政管理人员和教学人员，如博士、助教等。当时太医署的教学人员实际上必须参加医疗工作，同时还要负责教育与训练医生，并且还要把医疗成绩作为考核的根据。

（1）行政管理人员

"太医令，掌诸医疗之法"为太医署的行政长官。另设丞为其助手，"丞，为之贰。此外还有医监及医正协助令、丞管理行政及教学。医正除疗人疾病外，还要协助管理学生的医疗实习。但是在《隋书》中没有记载其品位。

（2）教学人员

医学方面博士、助教设置始于魏晋，北魏太医署已设置太医博士（从七品下），太医助教（第九品种），此时医学教育已经带有学校教育的性质。南北朝时期尚有一定发展，但其设置、规模、制度等较少文献记述。隋朝时期，太医署中，医药教学人员规模变大，师生数目最多时可达580余人，由此可知，学校式的医学教育形式在当时已经得到统治者的重视。且已经将医学教育与药学教育明确划分为两大块，并按照医药的不同特点和需要设置了不同层次的人员。

（3）分科施教

隋太医署设医学教育和药学教育两部分，并有分科施教的开端，设四科，分别为医师科、按摩科、祝禁科和药学科，这初步形成了四科教育的雏形，为唐代的医、针、按摩、咒禁四科教学体制的建立奠定了基础。

据《隋书·百官志》载，"太医署有主药、二人。医师、二百人。药园师、二人。医博士、二人。助教、二人。按摩博士、二人。咒禁博士、二人。等员"。隋炀帝时又增医监、医正。医师、医正主要为人诊疗疾病。诸博士及助教除进行医疗外，还要承担教授学生的职责。《唐六典》所载无助教但有医学生200人。隋炀帝时还没有单独设立针科，当时的针灸是由医博士教授的。按摩博士和按摩师主要以"消息引导"的方法教授学生经络和穴位的按摩方法，正骨起源于按摩。咒禁博士主要教授学生利用宗教的形式和符号等，再加上民间疗法以驱邪魅鬼祟的疾病。

药学教育方面主要设有主药2人，药园师2人及药园生若干（但未见有记载学生数量的史料），药园师和主药除了负责药物的收采种植，炮制贮存，以备应用之外，还要教授学生辨别各种药材的产地、良莠、药性及种植方法。

虽然隋炀帝时的存在时间不长，但后来唐的医学教育，无论是教学组织，还是专业设置都受到隋炀帝时期的影响。隋朝时期，政府在太医署设置医药学教育的政策，在专业设置上，当时实际上已有了医学与药学的分工，可以说我国药学教育分科始于隋炀帝时期。

2.家传和师承

在私学方面，家传和师徒传授仍是医、药学教育的主要传承方式。在《隋书》立传中医家与阴阳、卜筮、音律、相术、技巧共为艺术传，且巫医并称，"医巫所以御妖邪，养性命者也"。

《隋书》仅见一位医家传记，即许智藏。从记载中可以看出：许道幼—许景—许智藏，许爽—许澄皆为家传，五人中许澄任过尚药典御。

（二）专业药学人才的培养

经隋至唐，宫廷医学校已经发展到较完善的程度。公元624年，唐继隋制，设立"太医署"并将其扩大，这可以算是世界上最早的医学校。唐代中央教育为太医署，地方教育为医学。唐代药学教育较隋代有了完善和提高。

1.教育机构

《旧唐书·职官志》记载，太医署的人员组成是："太医署令二人（从七品下），丞二人（从八品下），府二人，史四人，主药八人，药童二十四人；医监四人（从八品下），医正八人（从九品下），药园师二人，药园生八人，掌固四人。太医令掌医疗之法，丞为之贰。其属有四，曰医师、针师、按摩师、咒禁师，皆有博士以教之。"根据这个记载，太医署令2人，掌管学校的全面工作，丞2人，负责协助太医署令工作。另有府2人、史2人、医监4人、医正8人、掌固4人等，则各自主管教务、文书、档案和庶务等工作。唐代太医署行政管理人员编制数，根据《唐六典》和《新唐书》的记载。

太医署是全国医疗、医学教育的最高管理机构。唐代太医署分医学为四科，另设药科，有药园一所，令学生分科学习。

2.师资队伍

太医署的教师队伍，职称、职责分工明确。关于师资设置，《旧唐书·职官志》载："医博士一人（正八品上），助教一人（从九品下），医师二十人，医工一百人，医生四十人，典药二人。博士掌以医术教授诸生。"据《旧唐书》的记载，医科设医博士1人，医助教1人，医师20人，医工100人。医博士为医科教师之长，医助教帮助医博士教学。太医署在当时除负责教授医学生外，为了培养学生临床实践的能力，还设有医师、医工等120人，辅佐博士、助教进行临床教学，治疗病人和指导学生实习。其他如针科、按摩科等，也均有博士、助教、师、工等。总计医学生40人，针学生20人，按摩学生16人，咒禁科学生10人，药科学生8人。而其他史书的记载，各有出入，如《唐六典》中有典学（负责抄录课业）10人，而新旧唐书均未载典学一职。其他教职员工和学生总数，文献记录也各有差异。

唐太医署由府、史、主药、药童、掌固管药物。府是总管，设2人；史管理文书资料，设4人；主药具体管理药物，设8人；药园师栽培采收药材，同时培养药园生药材，设2人；药童供主药役使，设24人；掌固主掌药库，设4人，总计52人。药学教育方面医官的品位均较低，府、史等职务文献未记载其官品，《通典》中记载药园师已为品外之官，由此推测别的人员官品也不会高。

太医署中药物的来源有两种：一是"京师以良田为园，庶人十六以上为药园生，业成者为师。凡药辨其所出，择其良者进焉"。药园所种药物多是用鲜、用汁的，少量是供药园生掌握药物性状、栽培等基本知识而种的实习样品药。二是临床所用大部分药物，还是从出产地采集，"凡课药之州，置采药师一人"。运来的药物存贮于右药藏库。京师所置药园是药学教育基地，占地三顷，主要由药园师传授知识并在实践中亲自指导药园生。

3.学子多庶民

学生入学资格存在着等级观念。《新唐书》曾明确指出："考试登用如国子监。"据《新唐书·志三十四》记载可知，国子监的学生来源中，入国子学、太学、四门学需是官僚子弟，而其他学科可以是八品以下或庶民百姓子弟。

虽然医药学教育规定了"如国子监法"，然而事实上学生来源也很少是官僚子弟，医学教育并不一定比律、书、算受重视。至于药园生，他们的任务非常繁重，还要从事药物的栽培和加工，事实上体力劳动充当了很大部分的学习内容。《新唐书·卷四十八·百官志》有"取庶人十六以上，二十以下充药园生，业成者补为师"的记载。学生入学的礼节与教师的束修，甚至也要由皇帝正式发布命令，如"神龙二年（706年）九月敕：学生在学，各以长幼为序，初入学，皆行束脩之礼礼于师。……其束修三分入博士，二分助教"，"凡学生有不率师教者，则举而免之"，"诸生先读经文通熟，然后授文讲义，每旬放一日休假"，若考不及格者"酌量决罚"。

4.教学科目与内容

唐太医署的教学，有三个方面的特点：一是强调基础课程；二是重视分科理论学习和专科技术；三是注意实际临床和操作技术的培养。唐代医学与药学分为医学部与药学部。医学部分为四门，即医学、针学、按摩科、咒禁科，另外还设有药学部。基础课，即不论是学习哪一科的医师都必须学习的科目，包括《明堂》《素问》《黄帝针经》《神农本草经》《甲乙经》《脉经》。这些科目基本囊括了中医学的基本理论、药物学、针灸学及脉学方面的知识。《唐六典》卷十四对学习的具体要求有明确记载："诸医、针生，读《本草》者，即令识药形，而知药性；读《明堂》者，即令验图识其孔穴；读《脉诀》者，即令递相诊候，使知四时浮沉濯滑之状；《素问》《黄帝针经》《甲乙》《脉经》，皆使精熟。"在基础课程考试合格的基础上，再分科学习本行专业知识。这就是所谓"诸医生既读诸经，乃分业教习"的规定。由上述发现，医学各科都需研习《神农本草经》内容。可见，无论药学是否独立分科，药学知识仍是一名医生必须掌握的本领，医学与药学仍是相辅相成密不可分的，医学生仍需习本草、识药性，这一活动便是在药园完成的。

5.人才培养

药科主要培养药园生。太医署所设的药园，不仅独立培训药学人才，还承担医科、针灸、按摩等各科学生学习本草时识辨药形、通晓药性的实习任务。据《新唐书·卷四十八·百官志》记载："凡课药之州，置采药师一人。京师以良田为园，庶人十六以上为药园生，业成者为师。凡药，辨其所出，择其良者进焉。有府二人，史四人，主药八人，药童二十四人，药园师二人，药园生八人。"据《旧唐书·职官志》记载："太医署……药园师二人，药园生八人，……药园师，以时种的收采诸药。"还在京师置药园1所，择良田3顷，除了栽培种植药材，同时也进行教学。药园生8人，招收16~20岁的"庶人"充当药园生，授以药学知识，学成后充当药园师，负责种植鲜药，以备医疗上随时需用。他们的职责也很明确，"药园师，以时种收采诸药"。由药园师负责按季节栽培种植和采集诸药。"凡药有阴阳配合，子母兄弟，根叶花实，草石骨肉之异，及有毒无毒，阴干曝干，采造时月，皆分别焉。"就是说，药园师负责授课并指导药园生的实践活动，药园生在药园内边学理论边实践，掌握各类药物的种植方法和收采时间以及辨别药物气味作用和炮制贮纳的知识，熟悉各种药材的产地、性状、种类、栽培、采集、贮存和配伍禁忌等知识，修业时间最长为9年，学成后可充任药园师。学习科目中还详列了《神农本草经》《名医别录》及唐《新修本草》颁行后新增诸药，可以看出，唐代医药学教育对最新知识及时吸纳，对权威药典也极为重视。这一时期，药学教育方面医官的品位均较低，《通典》记载药园师已为品外之官，尽管如此，药学教育在此时也初具规模。

为了保证统治阶层用药和医、药教学之需要，在京师置药园之外，"凡课药之州，置采药师一人"。他们的职责也是"辨其所出，择其良者进焉"。孙思邈在论述道地药材之可用以进御者有133州，唐代各州县的这些采药师应当是负责采办各地道地药材以供进上的。这些采药师，多由药园生毕业后充用。

唐代的医药学教育很注意理论与临床实际相联系。如学习本草时，必须认识药物形态；各科学生除理论学习外，还有临床实习。唐政府编纂的药典《新修本草》中，还采取图文对照的形式，当该药典作为教科书使用时，学生能看图识药，从而加强了对药物形态和功效的记忆和理解。

6.医举

隋代创立了科举考试选拔人才制度，到了唐代得到了进一步的发展和完善，唐代还通过科举考试方法来选拔医术人才。医举（医术科）是唐代为选拔医术人才而设立的特殊科举考试科目，医术科是制举中的一个科目。医术科何时设立，学术界尚未统一认知，据《大唐故尚乘奉御上柱国吴君（本立）墓志铭并序》记载唐高宗永徽元年（650年）吴本立的父亲曾任朝议郎、太医令，吴本立"介象仙才，先知药性；葛洪达性，早擅医方。永徽元年，医举及第，寻授太医监，俄转令，又任太子药藏监"。说明此时已经有医术科了。唐玄宗时发布的《考试博学多才道术医药举人诏》记载："博学多才、道术医药举人等，先令所司表荐，兼自闻达，敕限以满，须加考试。博学多才举人限今来四月内集，道术医药举人限闰三月内集。其博学科试明经两史已上，帖试稍通者。多才科试经国商略大策三道，并试杂文三道，取其词气高者。道术医药举取艺业优长，试练有效者。宜令所縣，依节限处分。"古代常医药并称或者医学即统含医与药的内容，而这里并未说"医举人"却说"医药举人"，由此推断当时医举考试可能很重视药物内容，或者也可以依此推测唐代对药物的重视，唐代承认药学的相对独立性，药学独立分科也可印证此点。唐玄宗时，医举考试的内容已经有所规定。肃宗时，医术科的地位也有了明显的提高。乾元元年（758年）二月五日肃宗在《册太上皇尊号赦文》中规定："自今以后，应有以医术入仕者，同明法例处分。"其考试内容也在乾元三年固定下来，"乾元三年正月十日，右金吾长史王淑奏：医术请同明法选人。自今已后，各试医经方术策十道，本草二道，脉经二道，素问十道，张仲景伤寒论二道，诸杂经方义二道。通七以上留，已下放"。医举考试内容中确定"本草二道"可见当时对药学知识的重视程度，也说明掌握药学知识是从医者必须具备的技能。太医署对学生考试特别严格，"博士月一试，太医令、丞季一试，太常丞年终总试，若艺业过于现任官者，则听补替。其在学九年无成者，退还本色"。即太医署学生在每年的学习中要经过月考、季考、年终考试。如学习九年还不能通过考试者，应被退回原籍。但若学习成绩优异，水平超过现任官的，可根据情况补替。

据《唐六典》《新唐书》《旧唐书》等史书数据显示，唐太医署中师生之比约为2：1，这个比例说明唐太医署医学教育师资配备是相当可观的，学生的学习条件也是很优越的。而在太医署中行政人员只占总人数的不到7%，这些人担负了整个太医署的行政及教学管理工作，工作效率也是比较高的。另外，选择学生学习时严格的条件，也保证了学生学习时的端正心态，使《内经》"非其人勿传"之戒落到实处。

7.唐代伊始的地方官学教育与普及

唐代以前官方医疗机构主要集中在宫廷，据《唐会要》卷八十二《医术》载，唐代贞观三年开始在地方上设立医学教育。"贞观三年（629年）九月癸丑，诸州置医学。"开元七年（719年）七月，玄宗又敕："神农尝草，以疗人疾，岐伯品药，以辅人命。……宜令天下诸州各置职事医学博士一员，阶品同于录事。每州写《本草》及《百一集验方》与经史同贮。"（《大唐诏令集》卷一百十四）玄宗的这些措施，加强了地方医药设置，每州写《本草》可见对本草知识的重视，本草验方与经史同贮，提高了医药学的地位。

贞观三年，唐朝廷在各府州实行医学教育，实际是把官方医学、医疗制度首次推广到了全国范围内，这在唐以前是没有过的。正如《唐六典》载："医学博士以百药救疗平人有疾者，下至执刀、白直、典狱、佐、史各有其职。州县之任备焉。"

唐代地方官学医学教育毕竟属于制度初创，还存在诸多问题。首先，由于偏远州府医学人才缺乏，虽有医学制度，但更多时候职位空缺。为了解决这一问题地方医学可由长史选求本地医术高明之士充任。其次，州府医学虽有"掌州境巡疗""掌疗民疾"的职责，但实际上还是为州府官僚服务的。所以，当时作为行政基层组织的县，并无设立医学组织的具体规定。但是唐代在地方设置这些医、药人员比起前代的确是一种进步，在封建社会尤为难得。更主要的是唐代将医、药学教育推广到全国范围内，这对医药学的发展起到了普及与积极的促进作用，这是我国医药学教育史上的一大进步。另外，《旧唐书》强调"医药博士以百药救民疾病"，《新唐书》在叙述地方官制时也明确强调"掌州境巡疗""掌疗民疾"等。这些足以说明唐代的地方医学教育的确有为群众服务的性质，只不过时断时续，时设时阙罢了。

8.民间医药知识传播的途径

唐代的医生并不完全是依靠政府办的医学校培养的。当时师承、家传在民间仍然是传授医、药经验和知识的重要途径。此外，自东汉时代传入我国的佛教，在唐代颇为盛行。印度佛教《四明学》中的医方明即是有关医、药方面的知识，唐代佛教兴盛，佛教徒在传授佛教教义时，也兼授医方明。当时寺院还设有悲田院以养病人，设立病人坊隔离治疗传染病人。这种寺院兴办的医疗机构，也是培养僧徒兼习医、药学的临诊实习场所。

唐代的医学教育，在我国古代医学教育史上，乃至古代世界医学教育史上，都处于很突出的位置。例如，综合授课和分科授课的结合；中央教育与地方教育的结合；医学教育与药学教育的结合；理论教育与重视临床诊治技能与辨别认识药性教育的结合；选用古典医著与当代著作为教材的结合等。同时，学校规章制度之严密，月、季、年和毕业考试之严格，人员编制之精，职责分工之明，按实际晋升的制度和灵活掌握等，均值得当代医药学教育借鉴。

第四节　宋金元时期的药学教育

一、宋代的药学教育

（一）宋代的药学概况

1.官修本草兴起

宋代以前，印刷业尚不发达，限制了知识的保存与传播。北宋的皇帝与儒臣对于医药卫生事业极为关注。开宝六年（973年）修成的《开宝新详定本草》，经宋太祖亲自作序、国子监镂版刊行，成为中国第一部印刷的本草著作。次年再次修订而称《开宝重定本草》，层次清晰地展示了源自历代不同本草著作的内容，新增药物144种。伴随着从抄写到印刷的转变，官修本草兴起。到了嘉祐二年（1057年），枢密使韩琦奏言（宋·李春《续资治通鉴长编》卷一百八十六《仁宗》）："医书如《灵枢》《太素》《甲乙经》《广济》《千金》《外台秘要》之类，本多讹舛；《神农本草》虽开宝中偿命官校定，然其编载尚有所遗，请择知医书儒臣与太医参订颁行。乃诏即编修院置校正医书局，命直集贤院、崇文院检讨掌禹锡等四人并为校正医书官。"如此，便有了著名的"校正医书局"。其第一项任务便是奉诏修订本草，在由掌禹锡组织医官儒臣编成的《嘉祐补注神农本草》中，增加新药99种。《嘉祐补注神农本草》自成书后即成为宋代医学生学习本草知识的教材和本草考试的范本。次年，该局仿唐代向全国征集药物的成功经验，奏请朝廷下诏"诸路州县应系药物去处，并令识别人仔细辨认根茎苗叶花果形色大小，并虫鱼鸟玉石等堪入药用者，逐件画图，并一一开说著花结实、收采时月、所用功效。其番夷所产药，即令询问榷场市舶商客，亦依此供析，并取逐味各一二两，或一二枚，封角因入京人差，贵送当所投纳，以凭照证，画成本草图，并别撰图经。"此次全国规模普查的结果，如实反映在苏编撰的《本草图经》中，计有150个州军所上本草图993幅，成为世界上第一部雕版本草图谱。在宋代还有很多私人编著的本草著作，其中唐慎微的《经史证类备急本草》（简称《证类本草》）规模最为宏大。该书共收载药物1558种，内容翔实，药物多，方药并举，在《本草目》刊行以前一直作为本草学研究的范本，是我国一部非常重要的医药文献。

方剂学方面，宋代自太宗开始就很注意药方的收集和研究，如太平兴国三年（978年）至淳化三年（992年），历时14年始完成的百卷巨著《太平圣惠方》有16834个验方，内容非常丰富，对病症、病理、方剂、药物都详加论述。可谓是一部映射出北宋帝王重视医药、凝聚着儒臣、医官心血的代表性著作，据《宋史》卷四六一《列传第二百二十·方技上·王怀隐》载："太宗在藩邸，暇日多留意医术，藏名方千余首。命怀隐与副使王佑、郑奇，医官陈诏遇参对编类。每部以隋太医令巢元方《病源候论》冠其首，而方药次之，成一百卷。太宗御制《序》，赐名曰《太平圣惠方》。仍令镂板颁行天下诸州，各置医博士掌之。"公元1046年，又经何希彭选其精要编成了《圣惠选方》，此书成为当时的教科书，并在以后的数百年影响着我国的医药学。百草煎（即没食子酸，用五倍子发酵制得），最早见于此书。元丰年间宋政府编纂了《太平惠民和剂局方》，十卷，载方297首，每方后除详列主治疾病和药物外，对药物的炮制方法和药剂的配置也都有说明。此时中药的"炮炙"已经由过去为减少副作用而进行，一变而为制成成药而进行的"炮制"。这具有划时代的意义。《和剂局方》中药饮片的加工方法被列为法定的制药规范。传统中药的炮制方法，如水飞、醋萃、纸煨、面煨、煅、浸、蒸、炒、炼、炮、焙、蜜炙等方法已经成熟。

随着药物品种的增多，人们对不少药物中毒和解毒方法的认识有了进一步的了解。公元1247年，宋慈写成《洗冤录》，书中内容除人体解剖、尸体检查、现场检查、死伤原因鉴定等法医知识外，还列举了用于自杀或谋杀的毒物，以及急救和解毒方法。此书沿用600多年，它不仅是我国历史上第一部有系统的司法检验专书，也是世界上最早的法医学著作。

2.教育机构独立

两宋统治者不仅制定了一系列有利于医学发展的政策措施，在医药组织机构和管理制度方面也有所改革，形成了一个新的医政管理体系。其特点是：成立翰林医官院，作为主掌医药政令、负责中央、地方、军队、学校医疗等事务的医药管理机关；创设校正医书局；成立药厂、药店，实行进口专卖药；成立医学教育专责机关太医局；医药慈善机构增加；宫廷医药机构相对于隋唐有所剪裁。

宋代将医药行政和医学教育机关分开，使医药行政管理与医学教育在组织上得到了加强。设立翰林医官院主管医药行政，对于加强统一的医药管理起到了重要作用。设太医局作为医学教育机关，对医学教育的管理起到了重要作用。

3.名医对医药分工的态度

宋代医药分工已较成熟，城乡私营药肆比前代发达，四川等地已经形成规模很大的药市，熙宁九年（1076年）京师设立了世界医学史上最早的国家药局"熟药局"，后来扩展为和剂局（负责制药）、惠民局（负责出售药品），面向百姓出售药品，并且相对应地编纂《太平惠民和剂局方》等方书，《针灸资生经·原表》记载后来又"比诏会府，成置药局"，历史上第一次全国范围内建立起官方药材制造、销售体系。但是，文彦博《节用本草图》自序中基本对医药分工否定，"盖古医药率多自采。故桐君著采药录，备花叶形色，别其是非真假，用之绝无乖误，服之感得痊愈。而又择郡国地产之良，及春秋秀实之候。今则不然，药肆不能尽识，但凭采送之人，医工鲜通本草，莫辨良苦之难，加之赝伪，遂以合和，以兹疗治，宜其寡效。"医药分工是医药事业进步的象征，但是，名医、名人们对此表示反对，这是由于他们秉承的是古老传统——医与药视为不可分割的整体，甚至药材有时还被赋予神秘主义的色彩，可能认为"争价"这种市井行为会破坏药材的神秘特性进而影响药性。在这种思想背景下药材交给市井之人、脱离医人掌控被视为是不可思议的。但医药分工能提高医疗效率，所以，在中国还是继续走了下去（否则，也没有同仁堂之类的成功），但是，这个问题反映出名医、名人们的思想确实与效率医疗的需求格格不入。可以说，他们对医药分家缺乏思想动机。从另一个角度看，我国古代药学教育发展到唐代已经独立设科，但是到宋代又与医学合流教授，可能与此不无关联。

（二）宋代的药学教育

宋代很重视医药人才的选拔和培养。宋设"太医局"与唐代的太医署有所不同，它已不兼有医政职能，而纯属最高医科学院了。各州、县也开办医学，它还一度隶属"国子监"，开创了我国医学教育独立发展的先例。宋代没有专设药学教育，然而，药物作为医生治病的手段和工具，其知识的传承在医学教育体系中仍是必不可少的内容。宋代在医学人才培养中进行的改革和积累的经验还是值得我们研究和借鉴的。

1.北宋的医药学教育

宋初，虽然在太常寺管辖下设有太医局，但当时还没有医学校。"考"重于

"教"，为提高医学的理论水平，曾对医官进行必要的考核以择优黜劣。《宋史》卷一《本纪第一·太祖一》："乾德元年（963），校医官，黜其艺不精者二十二人"；卷五<本纪第一·太宗二>又言："诏诸州送医术人校业太医署"；"九月，校医术人，优者为翰林学生"。其后，逐渐开始重视教育。自宋仁宗庆历四年（1044年）开始，下诏国子监，于翰林院选能讲说医书的3-5人为医学教员，在武成王庙讲说《素问》《难经》等医著，召集京城的医学生听讲。同时，接受了范仲淹的奏请，于太常寺建太医局，培养医师，学习《素问》、《难经》、脉候、修合药饵、针灸等，并明令规定："凡医师未经太医局师学，不得入翰林院"（宋·范仲淹：《范文正奏议》卷下《杂奏·奏乞在京并诸道医学教授生徒》）。从此，太医局教育日渐兴旺，要想成为太医局学生，需先投下家状（本人家世及履历），并有使臣、翰林医官或医学一人作保，学生三人结为联保，始可在太医局听讲，一年后参加入学考试，合格者方可入太医局为正式学生。可见，当时的招生制度是非常严格的。

宋神宗时于熙宁二年（1069年）任王安石为参政知事，熙宁三年任其为宰相，实行变法。王安石为了实行新法，在教育方面提出了一系列的措施，如改革学校制度和创立三舍法；改革科举制度；颁定三经新义；整顿并加强专业学校。这些改革逐步推广应用到医学教育之中，促进了医学教育的发展。

2.南宋医药学教育

（1）题库与随机命题

南宋的医学教育制度多沿袭北宋，专业设置、学生规模等方面，一度和北宋颇为相似。又如教学内容，和北宋时的医学教育相比也是大同小异。其他如三舍法、教学方法等与北宋也相近似。南宋国力较弱，医学教育的规模日益缩小，医学教育的地位也较北宋削弱。医学教育的机构级别上来看，太医局也时兴时落，与北宋时太医局之地位相比大体是不可等同而论的。

南宋的医学教育取得了一些成就。首先是由于印刷术的发展，带动了医学书籍的发行。如《太平圣惠方》《集验方》《伤寒要旨》《药方》《增广太平惠民和剂局方》等，这些医学书籍的印行对促进医药学知识的普及，扩大学生的阅读范围，发展医药学和医药学教育是很有意义的；当时许多医学著作，运用插图和歌谣的方法来进行说明，帮助了学生理解和记忆，这种教学方法很有进步意义；南宋时法医学方面比较进步，法医专业著作比较丰富，如现存的《洗冤录》内容丰富，切合实用，一直为以后学习法医学者的重要学习资料，对以后法医学贡献较大。

南宋在考试的命题制度上有一些创新，如在命题时创造了题库的形式。绍熙三年（1192年）有官员提出太医局命题官人数少："缘所差试官，除假故避亲外，请科共不过十人，可以揣度，阴相计会。今欲候会题之时，每道令出题官多供二三十件，从监试官司对众抽摘，依格给予；且倍严怀挟、传义、代笔之禁。其将来试三场，亦合以第一场定去留，所供墨义、大义等题目仿此施行，其第二第三场每题亦合多供三五件，抽摘出题，庶几少革冒犯之弊。"

二、金元时期的医药学教育

（一）归属于特殊学校的金代医学教育

金代的科举制度皆仿宋制。在金的统治区域里，建了许多学校，分为中央学校、地方学校和特殊学校三类。中央学校有二，一为国子学，二为太学；地方学校有府学和州学；特殊学校有四，包括女贞国子学、女贞府学、京外医学、宫廷学校等。

医政方面，金代设有太医院、尚药局和御药院。太医院是最高医政机构，里面的管勾是每科十人以上设一员，要"术精者充"，要经过一定形式的考试。尚药局，其主要职责是掌管宫中汤药茶果事宜；御药院，其主要职责是掌管进御汤药。金代仿照宋制，设有惠民局，掌管制剂和发卖汤药，施医药于平民。地方上也有医疗机构，其名为医院，在太医院的统管下行使职能。

金代医官虽不如北宋为多，但其品秩级别也有十多种之余，医官最高可四品，"司天、太医、内副官皆至四品止"这也较北宋为高。医官子弟继承父业的也可荫补："司天、太医、内侍、长行虽至四品。如非特恩换授文武官资者，不许用荫，以本人见充承应，难使系班故也。泰和二年，定制，以年老六十以上退、与患疾及身故者，虽至止官，拟令系班，除存习本业者听荫一名，止一子者则不须习即荫。"

除荫补外，金代也设有正规的医学教育，医学属于金代的特殊学校。金代医学制度也仿宋制，太医院除有医疗职能之外，还是司理医学教育的机构。金代以通过试补选任太医。《金史》载："凡医学十科，大兴府学生三十人余，京府二十人，散府节镇十六人，防御州十人，每月试疑难，以所对优劣加惩劝，三年一次试诸太医，虽不系学生，亦听试补。"可见金代的医学教育已经普及到全国各地，各州府皆有定额，并有三年一试这样类似科举的考试制度。而且，医学生与儒学生具有同样地位，可免差役："系籍学生、医学生，皆免一身之役。金代的医学十科，具体名称未见记载，可能类似宋之九科，《金史》礼志载："新定夏使仪注，方脉杂科医各一，医兽一。规定出使夏国的使团中应有方脉杂科和兽医。不过兽医应不属医学十科之一，如《金史》选举志载："尚局医兽、驼马牛羊群子、酪人，皆无出身。可见兽医的地位远低于其他医官，不入官品。

（二）元代的医药学教育

1.金元医家流派内部药学理论的继承与发展

金元时期医学上较为突出的是医学流派的形成。清代《四库全书》说："儒之门户分于宋，医之门户分于金元。"虽然元代历史不长，但是医学成就很可观。金元医家在药理研究上颇有创见，并有继承与发挥。如张元素对药物归经学说和脏腑标本用药式的讨论，为后世所遵循。李杲继承并发挥了张元素脏腑辨证之长，提出"脾胃论"的学术主张。王好古在继承张元素和李杲的基础上，充实了张仲景、成无己有关药理论述等内容。金元医家学术流派内部理论的继承与创新，活跃了当时的学术气氛，形成了以金元四大家为代表的不同学派学术争鸣的局面。对丰富医学内容，推动医学发展，都有较大的作用。

2.元代的药学教育

元代沿袭唐宋以来的官制，设有"御药院""御药局"，负责保管各地贡献的药品和制造汤剂。还有专为太子服务的"典药局"和"行典药局"。此外，有"广惠司""回回药物院""广济提举司""大都惠民司"等组织。

元代医学教育的主管机构是医学提举司。其职能是主掌考校各路医生课义，试验太医教官；校勘名医撰述的文字；辨认药材；训诲太医子弟；管理各路设立的医学提举。医学提举司秩从五品。设提举一员，副提举一员。

元代的医学学校称为"医学"，主要设在各地，不设中央医学。学官有提举，负责行政，另设教授专门负责讲授医学。元代的医学教育中，也未将医学与药学分科设置，本草学作为医学生的必修科目之一，在医学教育中存在、继承并发展着。

3.医户与医药学知识的世袭传承

（1）元代医户概况

元代人口管理的一个重要特点是分行业编籍，其目的是便于应派各类差役。其中，民间业医者被隶属医户，有义务以医服役，而且必须世袭。这一制度含有强制性地保持基层医人数目，以供应用的用意。有关元代医户的情况，正史所载不多，但在元代地方志中则保存有不少资料，例如有些地方的人口数据中单独列出了医户的数量。元代曾有多次大规模的人口统计，其中一份文件提到："又医人户，计议行除先收拾到医户内有名字，并节续赴上承应医户作医户攒报外，据其余各年续收医户，拟合于民户项下攒报。省府相度至元二十七年（1290年）抄数，籍定儒医户计，拟合钦依除免杂泛差役外，据续收户计别无定夺，合下仰照验施行。"据此可知，至元二十七年统计户口时，已经开始将医户、儒户单列，可能由于二者均免役，单列有助于政府管理。

（2）医户的管理

元代医户制度，是将所有行医人等编为医户，然后要求医户子弟世代承袭，不得逃籍。医户必须保证有"户头"从医，而后代即使有不学医的，分了家也仍归太医院管辖，以免减少医人数目，有可能必要时还要重新履行学医的义务。另外，从军役有功免役的，只许本人与妻儿一同免役，户内其他兄弟不能免役。这都是为了保证医户应役人数的办法。不过，这里所提到的医户应役，主要是应军医、狱医等与行医有关的差役，一般的工役是豁免的。《庙学典礼》中至元三十年（1293年）的一份文件中提到"行省欲令水马站户、医、儒等户与民一例当差""蒙宪司及医、儒提举司申明，乃获除免。"医户由太医院统一管理，又称官医，为此太医院下设官医提举司系统。《元史·百官志四》载："医学提举司，秩从五品……掌医户差役、词讼。至元二十五年置。大都、保定、彰德、东平四路，设提举、同提举、副提举各一员。河间、大名、晋宁、大同、济宁、广平、冀宁、济南、辽阳、兴和十路，设提举、副提举各一员。卫辉、怀庆、大宁，设提举一员。但同书《百官志七》又载："官医提举司，秩从六品，提举一员，同提举一员，副提举一员，掌医户差役词讼。至元二十五年置。河南、江浙、江西、湖广、陕西五省各立一司，余省并无。"这两处所载官品不一，参照《元典章》卷七《吏部一·职品·内外文武职品》，应以从五品为是。

王振国氏认为医户"这其实是一种简单、落后的人口管理模式，但因元代战争频繁，对医生有大量的需求，实行医户制度，暂且不管其子弟医学水平如何，起码可以保证有稳定的供应军役的医生人数。"

（3）考评与制度性的学术交流

元朝平定天下之后，医户制度并未更改，并在维持医户人数的基础上，进而注意提高医户医学水平。各地"医学"之设，目的之一就是培训医户子弟，督促其认真学医。此外，对已经业医的医户医生，太医院也将他们纳入培训计划中来。至元二十二年（1285年）规定："各路并州县除医学生员外，应有系隶籍医户及但有行医之家，皆是医业为生，拟合依上，每月朔望去本处官，聚集三皇庙，圣前焚香，各设所行科业，治过病人，讲究受病根因、时月运气、用过药饵是否合宜，仍仰各人自写曾医愈何人、病患、治法、药方，具呈本路教授……考较优劣，备申擢用，以革假医之弊。"

这一段文字涉及两点内容：一是强制性学术交流。古代医生对医术大多秘以自珍，医人之间互相封闭素无交流研讨的传统，医户这种世袭相传的家庭，他们的知识是来自于家传，对于个人技艺和经验有强烈的保密意识，对于医药分工也有部分人持保留态度，其不可能主动互相沟通。元代医学行政可以说对传统思维方式进行了革新，因为医户都是有应役义务的人，政府便以行政命令要求医人聚集，互讲所学，以期共同提高水平。在交流内容中包括"用过药饵是否合宜"，用药经验的交流，对于促进药学知识的积累与进步是有积极作用的。

二是考评。医人除了交流，还要写下治验病历，所用"药方"，交由医学教授评改，考较优劣，这对于提高从医者的遣方用药水平是具有积极意义的。优秀者当然在将来保选医学教授。学正、学录等医官时得以优先。元朝政府对医户的这些管理和考评措施，带有继续教育和终身教育的性质，在古代是非常难得的。但是要求医户子弟世代承袭，不得逃籍，医学世代祖传，难免造成思维禁锢，不利于医学的创新和发展，另外，人为禁锢了"医户"子弟从事其他更适合自己的职业，是一种落后的人口管理方式。

在元代特有的管理制度下，医生必须经过考试的要求具备实施的可能性。元代实行的医户编籍制度，可以使政府基本掌握业医人户情况；各地普遍设立医学校，学习太医院颁发的题目，使考试有较为统一的标准；各地医学带有强制性质地要求医人入学和考试，又使行医者是否通过考试有案可查，这些都能保证考试制度不致成为虚文。这在中国古代医学教育和医学考试史上，是非常重要的一笔。

第五节　明清时期与近代药学教育

一、明代的药学教育

（一）明代的药学概况

1.16世纪中国的百科全书

明代的药学事业，在我国医药史上是一个蓬勃发展的重要历史阶段。据《明史》记载："医书之藏有司者，凡五十七家六十八部，一千零十卷"。其实明代的医药著作并不止于此，明代对于药学的研究，其规模是相当宏大的，在药学研究的深度和广度上也都有了很大的提高和发展。例如，《本草发挥》《救荒本草》《本草集要》《药镜》《食物本草》《本草品汇精要》《本草蒙筌》《滇南本草》和《本草纲目》等。其中，《滇南本草》《本草品汇精要》《本草纲目》堪称明代本草学三大杰作，这三本著作中，对世界影响最大的当属李时珍历时27年所著的《本草纲目》。清太医院及地方医学都要求研习此书内容，《本草纲目》在清代起到了教材和考试蓝本的作用。《本草纲目》全书共52卷，载药1 892种，其中李时珍新增药物374种，是古代记载药物最多的一本本草。所列药物提纲挈领，纲举目张，极为清楚。此外书中还有160幅。在分类学方面，把药物分为十六部，每部又分为若干类共计六十二类，这种分类方法，不仅纲目明确，便于查阅，而且为以后的博学分类打下了基础，为当时世界上最先进的分类方法。可以说，《本草纲目》集我国人民16世纪以前的药学成果之大成，"博而不繁，详而有要，综核究竟，直窥渊海"。《本草纲目》还被译成多种语言传到国外，在18世纪已传遍欧洲，并被作为中国医药学、植物学、矿物学、动物学、化学等专著加以研究。书中除丰富的医药知识外，还论述了天文、地理、农、林、渔、冶金等方面的知识，对历史、哲学、宗教知识也有涉及。可谓"前无古人，后无来者"，该书被称作"16世纪中国的百科全书"。

明代的"方剂学"著作也很多，如《普济方》，公元1425年由周王朱橚主持，滕硕、刘醇等人参加编辑而成的巨著，载方6万多个，是当时方剂学发展的高峰。另外，明代的缪希雍著《炮制大法》，论述了400余种药物的炮制方法，是自《雷公炮炙论》之后又一部在炮制学方面对后世影响较大的著作。

此外，还出版了大批的通俗医书和医案等，促进了医学知识的普及与交流。

2.医政格局

明代建立了晚期封建社会新的具有集权性质的医政格局。其特点是太医院统管全国医政，医疗及医学教育等的功能得到加强，克服了唐宋以来各医药机构多头隶属、不相协调等弊端，体现了医政集权管理的性质；地方医学教育机构普遍设立，医学教育事业有了新的发展；军队医药组织进一步健全，官兵医疗保健水平有了进一步提高；与医药相关的抚恤机构基本沿袭旧制，并发挥了正常功能。

明太祖时曾"置医学提举司，提举从五品"。太医院是全国最高的医药行政管理机构，一直沿袭至明末。明代除设有太医院外，还根据需要设置了御药房、生药库、惠民药局、安乐堂、典药局等机构。这些机构互相之间以及与各自与太医院之间都有一定的联系，共同构成了明代的医药组织系统。

（二）明代的药学教育

明代中央没有专门设置医学教育机构，医学生的培养任务由太医院兼管完成。据《明史》记载，太医院除担负统治者的医疗职责外，也具有培养医药人员的任务。《明史》卷七十四"太医院"条："太医院掌医疗之法，凡医术十三科，医官医生医士专科肄业，曰大方脉、曰小方脉、曰妇人、曰疮疡、曰针灸、曰眼、曰口齿、曰接骨、曰伤寒、曰咽喉、曰金、曰按摩、曰祝由。凡医家子弟，择师而教之，三年五年，一试、再试、三试、乃黜陟之。"《大学衍义补·卷五》载："我祖宗内设太医院，外设府州县医学。医而以学为名，盖欲聚其人以教学，既成功而试之，然后授以一方卫生之任，由是进之以为国医。"此医学教育主要目的是为太医院培养医生，而为社会培养医生的任务主要由地方来完成。明代对地方医学教育颇为重视，不但在全国设立普遍，而且凡征服或侵略边境土司与邻邦，以及新设州县，在建立地方政权的同时，除设立儒学、阴阳学外，也必须同时设立医学。明洪武十七年（1384年）规定，地方医学同时具有兼管行政和医学教育的职能，同时还设府正科、州典科、县训科等学官专司此事。明代仍然没有专设药学教育，但是，明代本草学方面取得了巨大的进步，所以医学人才的本草学知识也同样得到丰富和发展。

1.专业和课程设置

明代的医学专业仍分为十三科，与元代数目相同，但有所增减，其中最大特点是独立设置伤寒科。这点可以说明，明代时期人们对伤寒病已经积累了丰富的经验。也是自此开始，明清各代开始设置伤寒科。

在课程设置上，各科的医学生均以《素问》《经》《神农本草经》《脉诀》为必修课程。但不同的专业还要加习有关的专业课程。对规定的课程，要求学生必须熟读详解。考试时就在以上经典医书中出题，让学生默写。这里可以看出，虽然药学没有独立分科，但是医学生无论学习哪个科，都必须学习本草学的知识内容，《本草》为必修课程之一；另外，在课程设置上有类似于专业基础课和专业课的区别，这是具有科学和进步意义的。

当时有一些医家还编写了一些参考书。著名的有刘纯于洪武二十一年（1388年）所著《医经小学》，其中包括本草、脉诀、经络、治法和运气共六卷，他将医、药学知识编成具有韵律的语言。再如万历四年（1576年）李梴编著的《医学入门》，共十七卷，包括释方、历代医学姓氏、诊断、针灸、本草、内科、女科、小儿科和外科、习医规格等。其中"释方"对医生所用方名，加以解释，对初学者颇为方便；对医学家姓氏的学习，可帮助学生了解各家学说之所长，引导学生继承光大前人的医学经验，尊重前人的劳动和贡献；习医规格向学生指出学习医学的途径，对指导学生学习很有帮助。虽然这两本书并非是太医院规定使用的教科书，但因为这些书简明扼要，深入浅出，通俗易懂，方便记忆，故仍为一般医生所乐于使用，并将其作为习医者之入门教材。

2.招生重视世传

自宋以来儒医渐多，儒医有较高的学术思想基础，影响较大。因此，明代在招生时，特别强调医业的继承关系，更重视"世传儒医"。如隆庆五年（1571年）规定："凡医丁告补，必须审查系年近嫡派子孙，才能送太医院学习。经过三年通候类考，考中方准补役。如果嫡派无人，或不堪补用，其亲枝弟侄人等，确系自幼报册，可以教养的，亦酌量批准一人参加学习考补。其他年远难凭及旁枝远族，不许一概妄告。"《大明会典》卷十九中还规定："凡军、民、医、匠、阴阳诸色户，许各以原报抄籍内定，不许妄行变乱，违者治罪，仍从原籍。"《大明会典》卷一六三中，"凡军民驿灶医卜工乐诸色人户，并以籍为定。若诈冒脱免，避重就轻者，杖八十，其官司妄准脱免，及变乱叛籍者，罪同。"可见明代医学生主要是家传世业。凡属医家子弟，选入太医院学习，推选堪任教师的人员，教习医术。这种世医制度，一方面稳定了医生队伍，并促进了医疗经验的继承和总结提高，推动了学术门派的产生，造就了一批著名的家传世医；但另一方面，世医制度也在一定程度上制约了医药创新，阻碍了医学的发展。

3.太医院医生的任用与考核

永乐年间（1403-1424年），朝廷诏令太医院选名医子弟读书备用。其后，明代各个时期对选入太医院教授医学及学习医学者均有规定，学习年限与考试情况大致相同，但对毕业后任用及其待遇并不完全一致。如嘉靖六年（1527年）规定："考校医士，除艺业不通及老疾者俱遣回为民外，其壮年可进者，俱令教师教习，定与课程，一年四考，约有成材，由礼部会考，分别等第：一等送御药房供事（原系本房者，量授职事）；二等给冠带发回太医院办事（原体例冠带者，与支杂职俸给）；三等照常当差。如良医大使有缺，于二、三等内考送吏部铨补。"嘉靖十二年（1533年）又规定："太医院医士医生，不分新旧，通令学本业，按季考试，每年终呈送礼部，委该司会同考校，验其有无进益，如无进益，根据情况予以惩罚，甚至停发月粮，对畏避逃考者也予以追究。学习三年满期后，由太医院医官出题考试，根据成绩分为三等：一等派至御药房供事；二等给予冠带；二等、三等派回太医院当差。"

医生每年分四季考试，三年大考一次。学习的丁与医户子弟同太医院的医生、医士一起参加大考。考试由堂上官一员，会同医官二员主持。如通晓学习的专科，经考试合格者，视其成绩，分别对待。一等的收充为医士，二等的收充为医生，食粮当差。没有通晓专科业务的，还可学习一年再参加考试。三次考试不及格的就要黜免，仍旧为民当差。如果五年考试成材的，由教师奏请，量加升授。即使已充任医士、医生的，也要继续学习专科，并参加考试。依照嘉靖二十八年（1549年）的规定："一等，原来是医生的，与充医士；医士无冠带的，给予冠带；原在内殿供事支俸，并且是冠带医士的人，酌量升俸一级。倘若内殿缺人，太医院依照不同的专科，挨次呈报礼部，送入内殿供事。二等，原系医生的，与充医士；医士无冠带的，给予冠带；但原在内殿供事的不准继续服役，只能在太医院当差。三等，照旧，仍与二等在太医院工作。四等，原有冠带的，不准冠带；支品级俸的，降俸一级；支杂职俸的，降充冠带医士；医士食粮七斗的，降充医生，住支月粮。以上这些考列四等的人，都准许学习半年，送礼部再考。如有进益，准许照旧支俸、食粮与冠带。如再不通，各降充医生，专门担任太医院锉研药物的工作。"这里的"如再不通，……担任太医院锉研药物的工作"虽可能大体是一些体力劳动，但是若完全不懂药学知识也是无法胜任的，在此，也许可以理解为药学知识是所有医学知识的基础，略懂药物知识的人不见得能成为合格的医生，但合格的医生必然通晓药物知识。至于医籍纳银候缺吏目，必须经三年大考成绩列为一等的，方准通同各类医士一样遇缺考补。纳银冠带医士必须三年大考，方准挨次拨差，未经三年考过的，不准留在太医院。对于临考不到的人，限半年内补考；如再行规避以及有起复、差回、病痊、销假一年以上不送考的，或服满、差满、患满给假限满、故意违反规定，一年以上不回太医院，企图逃避考试的，要听凭礼部参奏，给予一定的处理。

4.地方药学教育普及与考核

明代的地方医学教育发展较为迅速。各府、州、县基本上都设立了医学并兼管地方医药行政及医疗。凡新征服的地方或新设州县，在建立地方政权时，同时设立医学。凡旧设州县一般都设置了医学。对于一些新成立的州县，有条件设立医学的，也都在建立州县政权的同时，设立了医学。对于一些缺少医生的府县，政府准许从附近府县中拨医户或医学生迁来该县从事医事工作。这样便使明代所设州、府、县中设立了医学。明代之所以能在地方普遍设立医学，这与统治者重视发展医学教育有关。自明代太祖确立了地方医学教育政策以来，整个明代没有改变。因此，明代的地方医学教育作出了相对突出的贡献。然而，应该指出的是，明代地方医药学承担着对该地区的医政管理，医疗和医学教育的三项责任，对于每个县来讲，其实，医生和医学生的人数都很少。尽管如此，明代发展地方医学事业上的功绩也应充分予以肯定。

对各地医学考试，明代也有规定。孝宗弘治五年，"命选医家子弟推堪任教师者二、三人教之，每季考试。三年或五年，堂上官一员同医官二员，试其通晓本科者收充医士。未通晓者，许习学一年再试，三试不中者，黜之。"正德年间，提督学政广东等处提刑按察司副使魏校责成所辖区，"各属长吏，具体天地好生之德，择通明医术者，集数医教之，各专一科，候按临考试，有疾病者，分使治之，视其功效，以行赏罚。医术未通者，仍禁毋得行医。"万历时吕坤等人呼吁振兴医学，并对民间医生考试选拔办法做出详尽的陈述，提出作为医生必须精通一部医书："医生各认读医书一部，掌印官量其资质，限一月之数，自某处起至某处止，责令医官每日背诵，除医方分两不能全记外，其议论脉法，方下病症，各须成诵，每一月掌印官或委佐贰官唤至堂上，制背一次，惰者量责三、五板，勤者量赏谷三、二斗。"已经批准行医的医生，也要有定期的考试："下令四境行医人等，不分男妇，俱委佐贰会同医官考试，各认方科，分为三等。上等堪以教习，授读医书；中等不通文理，令记单方；下等止许熬膏卖生，不许行医。"其考试办法："凡在医学者，置签堂上，掌印官（或暂委佐贰首领），各限以书（随其所习），每月拘背一次，验其生熟，问其义理，精熟者，本生量赏医官同赏生。疏者，量责医官纪过，一年之外，验其稍通者。"医生考试还应与制作医案相结合："每医生给医案一本，令病家亲自填写，是何症状，用何药治好。每四季掌印官查验医案，治好人在三十以上者，赏谷一石，百人以上者，终身免丁，三百人以上者，准送牌匾。"明代地方政府设医官管理医务，府，正科，从九品；州，典科；县，训利。设官不给禄。各府州县之医士或医官俱由太医院考选。"其征至京者，礼部会同考试，高等人御药房，次入太医院，下者遣还。"浦城医学训科员潘瑞迁尝旁通医经脉诀，著"活人"之誉，于是荐之于朝迁。"未几，迁瑞就试医院中式，诣铨曹补前职。"

二、近代药学教育

（一）西医来袭

1.西方医药学的传入

关于西药传入我国开端的标志性事件，药学史家们观点不一。15世纪末，随着东西方贸易航道的开辟，欧洲近代医药书籍也传入我国。公元1606年，《泰西水法》中记载"凡诸药系果、蓏、谷草诸部具有水性，皆用新鲜物料，依法蒸馏得水，名之曰露"。张仲礼先生在其主编的《上海近代西药行业史》中称此为"西药制药法最初传入中国的开始"。清康熙三十二年（1693年），爱新觉罗玄烨曾患疟疾，得传教士洪若翰献洋药金鸡纳而治愈之。19世纪以前，虽有外国人到中国传教兼从事医药工作，但为数极少，在临床治疗技术上也并不优于中医，未引起国内的注意。

直到19世纪50年代，鸦片战争之后，清政府签订了各种不平等条约，西方各国大量派传教士和医生来到中国，先后在澳门、广州等地设立诊所，开办医院，出售西药。先在广州、厦门、福州、宁波、上海五口商埠建立外国教会办的诊所、医院，并陆续在我国各省市建立。教会医院的建立，不仅成为西医传播的重要基地，也为我国建立医院提供了示范。这一时期，很多西方医药学著作被翻译、传播，甚至被定为医药学教材，西医西药开始在我国传播。

西医药书籍相继被编译成中文出版，对我国近代药学的发展起到了推动作用。近代早期比较系统地介绍西方医学知识的书籍，首推英国传教士医生合信先后编译的《全体新论》《西医略论》《内科新说》《妇婴新说》等著作。此后，译著西医书籍较多的还有美国人嘉约翰。他于1859年出版了《论发热和病》一书之后，先后编译了《化学原理》《西药略说》《西药名目》等30多部著作。此外，还有英国人德贞、傅兰雅等也编译出版了一些科技书籍，对于西方医学在我国的广泛传播产生重要的影响。

这些西药书，在当时一方面起到传播西药知识的作用，另一方面也推动了一些人尝试中西药会通的研究和实践。辛亥革命后，随着回国留学生数量的增多，从事现代医药的人越来越多，书籍出版也随之增加，西医药学日益形成我国一支独立的医学技术力量。

2.教会医学校的成立

鸦片战争以后，根据《中美望厦条约》《中法黄埔条约》等有关条款的规定，英、美、法等国侵略者有权在我国通商口岸建造教堂、医院和学校，于是教会医院在我国日渐增多。为了解决教会医院对大量医生的需要，由教会出资兴办的医学校相继设立。

开始时，传教士并没有想到要办医学教育，他们仅仅是为了医疗上的需要，在医院或诊所招收1~2名生徒，课以浅近的医学知识，目的是训练他们担任护理工作或传教士。据1897年尼尔调查，当时的教会医院培养的生徒数量极少，在60所教会医院中，有39所兼收徒生，其中5所招生人数超过10人，其余为2~6人，平均每所4人，当时认为已毕业的约300名，肄业生约250~300名。这种学徒式的训练方法，成效不高，算不上正规的医学教育，而且培养出来的人既不能满足当时医疗上的需要，又不能达到政治上的目的。美国医生伯驾在一篇报告中提到："早就感觉到在中国训练青年医药人员的重要性了，……被这样教育出来的青年将逐渐在整个帝国播散开来，……也将增加那些他们从之而学习这门技术的人们的威信，……这种影响将是无形的，但却是强有力的。"从此，招收学徒的办法逐渐发展成为开办医学校的方式。1866年，广州博济医院内建立博济医学校，由我国最早留学英美、学习西医的黄宽教授解剖学、生理学及外科，嘉约翰执教药物化学，关韬教临床各科。嘉约翰因教学上需要，翻译《化学初阶》《西药略释》等书，作为医学校的教材和参考书。其后，各地教会和教会医院也陆续建立了医学校。当时，在华的主要教会大学先后设置医学系或医学院，或在教会医院的基础上创办医学院和附设护士学校，从此教会医学校在我国迅速发展起来。据统计1900-1915年在我国先后建立了教会医学院校23所，护士学校、药科学校、助产学校等36所。20世纪以前，教会所主持的医学教育，无论是过渡形式的教学，还是初具规模的医学校，教学格局基本类似，只是程度深浅不同而已。教学体制当时受英美教学体制影响，尤其受英国爱丁堡医学院的影响最大。那时在华的许多著名传教医师如德贞、马根济等都是来自爱丁堡，中国有相当部分留学生，如最早的医学生黄宽即毕业于爱丁堡医学院。西医和西医教育系统的传入，也将比较先进的医学理论、医疗技术以及医学教育思想和方法引入我国，打破了清王朝长期以来闭关锁国的局面，这对我国的医学科学和近代医学教育体制的确立，具有一定的促进和推动作用。他们的大部分成为各主要医学院校的骨干，成为传播西医的主要力量。

3.我国自办的西医院校

我国学习西方医学的开端，始自我国第一个仿照西洋自办的医学堂——同治四年（1865年）北京同文馆，其所设的科学系有医学科学之研究。这是我国近代最早的官办医学校。

光绪二十四年（1898年），奉上谕创办京师大学堂，在专门学中设立卫生学（包括医学）。在京师大学堂章程概略中规定（1901年）："大学专门分科课目中，医书列于第七，下分医学及药学两目。"此章程于1903年废止，又于该年颁布《奏定大学堂章程》将大学分为八科，其中"第四科为医科，分两门，一为医学，一为药学。大学分为本科和预科，本科学制三到四年，预科三年。"虽然这部章程规定很简单，还存在着明显的缺陷，但是，它标志着我国对医学教育有了正式的制度规定。

1903年京师大学堂增设医学实业馆，招生数十人，教授中西医学，1905年改称京师专门医学堂，学校的章程主要抄袭日本大学的学制，医预科3年，医科3~4年。1906年，医学馆加习2年，学制改为5年，所有加习课程博采东西各国之长，并由政府的学部核定。当时，学部尚讨论中西医分教肄业问题。学部认为："中西医术各有独到之处，奏定医科大学章程，于中西医学必令兼营，未尝偏废，惟中西医理博大精深，融会贯通，必俟诸已入分科大学之后；下此，则兼营并骛，学者辄以为难，诚有如该御史所陈者。"1907年，建议将医学馆改为专门医学堂，中西分科肄业。各以深造有得、切于实用者为宗旨。其应如何补习普通，编设课程，酌定年限，由学郡道员详议。但该馆于光绪三十三年（1907年）又决定停办，在校学生全部送日本学习。

此外，洋务派也曾开办过一些军医学堂。光绪七年（1881年），李鸿章在天津成立了北洋军医局，光绪十九年（1893年），改名为北洋医学堂。学制四年，不分科，教员多为英人，并以英语医书为课本。课程设有解剖、生理、内外科、妇产科、皮肤花柳科、公共卫生、眼耳鼻喉科、治疗化学、细菌学及动植物学。

光绪二十八年（1902年），袁世凯在天津开办了北洋军医学堂，学制四年，光绪三十二年（1906年）改名为陆军军医学堂，次年增设药科，学制为三年。这是我国最早设立的陆军军医学校，也是近代药学教育独立于医学的最早记载，是我国近代药学教育的开端。

自鸦片战争以后，由于帝国主义的入侵，西洋医学传入我国，传统的中医教育日渐衰败，随着洋务运动而兴起的国人创办的医学堂，也大多仿照西方和日本。客观上讲，中国近代的西医教育，需要制定学制、统一课程。但是由于中国西医教育自身的特点民国初期几乎都被各帝国主义国家把持、操纵，各自为政，中国官学的学制规定很难对其产生影响。

1912年，南京临时政府成立，教育部于10月公布《大学令》（壬子学制），1913年经修改称壬子癸丑学制，壬子癸丑学制规定在高等教育阶段不分级，设立大学。大学实际分为预科、本科、大学院三个层次。其中，预科三年；本科3~4

年，分为文、理、法、商、医、农、工七科；本科之后设大学院，不定年限。本科毕业生授予学士学位，这是我国最早建立的学位制度。另外，在主系列之外的各类学校中，还设有与大学平行的专门学校，包括医学、药学。医学51门，药学52门。后又颁布了专门学校规程，医学48门，药学31门。这个学制一直执行到1922年北洋政府公布《壬戌学制》。

1915年9月，北洋当局又公布高等文官考试命令，凡在国外高等学校修习各项专门学科3年以上毕业并获得文凭者，皆可参加考试。考试分为一、二、三、四等。报考医科的第二试为基础医学，第三试为临床医学。报考药科的第二试为物理、化学、调剂学、生药学、制药学等科目，第三试为各科实际操作。

"壬戌学制"又称"1922学制"或"新学制"，此学制把大学分为四个层次，即大学：可设单科或多科，取消大学预科，学制4~6年，医科规定至少5年；专科学校：学制3年，如超过3年，与大学待遇同；大学、专科学校：可设立专修科，年限不定；大学院：招收大学学院本科毕业生，年限不定。

新学制的颁布和实行，对医学教育规定了修业年限与必修科目。从此，我国的医学教育开始纳入正式的教育系统。

1926年，教育部为了统一全国医校课程，更定新制，废去在大学2年的预科。将原定5年的医学课程改为6年。医科一年级，兼授各种预备科目，使高中毕业生可以直接入医学正科。新制颁布后，许多学校开始采用，以便直接接收高中毕业生而增加学生人数。但也有极少数医学院坚守其造就程度高深医师的主张，仍沿用预科。

1930年的医学教育委员会决议：医学院为高中毕业后学习6年；医学专科学校为高中毕业后学习4年。以当时在上海的医学院校为例，其修业年限各不相同，5年者为上海女子医学院（1924年成立）、圣约翰大学医学院；6年者为震旦医学院、同德医学院。但6年制的都包括先修科的课程在内。据1933年做的统计，从入学资格上有四种不同规定；修业年限更是4，5，6，7各不相同，其中北平协和医学院是8年制。由此，我们可以看出，两次学制改革对我国的医学教育实际影响可能并不大。

慕景强氏在《西医往事——民国西医教育的本土化之路》中，分析两次学制改革对我国医学教育影响不大的原因，认为："第一，医学教育的主权还掌控在外国人手里，他们可以无视我们的规定；其次，新学制不符合中国国情，西医教育毕竟在中国发展历史不长，学制的制定者对于我国西医的现状了解不深，一刀切的做法不符合国情。"

但是，中国近代学制酝酿、产生和发展的历史，从一定意义上说，就是一部传统教育制度与西方教育制度冲突交融的历史，西医教育制度在我国从无到有，逐渐融入世界医学教育发展的潮流之中。这一事件本身就给我们提供了许多重要的历史启示，如摆脱自我封闭，走向世界，这是中国西医教育发展的必然之路；学习国外先进经验，必须与本国教育实际相结合，这本身就是一个逐步发展逐步提高的过程。

（二）西药教育

新中国成立以前，我国处于半封建半殖民地社会，药学事业也是十分落后的，药学教育受到轻视、歧视，得不到应有的发展。1902年，袁世凯在天津设北洋军医学堂，1906年改名称为陆军医学堂，内设医、药两科。通常认为，我国近代药学教育自此开始。

药学教育开始时亦采取招收生徒的方式，主要是为教会医院训练调剂人员。后来逐渐发展成为开办中级药科学校或训练班。至于高等药学教育的兴办，则开始于20世纪初，较医学教育为晚。高等药学教育开始时并不是由外国教会举办的，而是由中国政府举办的。

1.自强——摸索中创办自己的高等药学教育

1911年辛亥革命后，南京政府成立，教育部公布《大学规程》，其中明确医科大学分为医学、药学二门。其修业年限，医学门定为4年，药学门定为3年。《大学规程》同时对医学门和药学门需要教授的课程科目做了明确的规定，其中要求药学门需教授的科目分为：通习科目、修生药学者之专习科目、修卫生裁制化学者之专习科目、修药化学者之专习科目、修筑工学者之专习科目。由此可知，民国初年，药学教育领域对药学学科的分类和药学人才培养的方向已有比较明确的共识，并制定了相对细化的统一规定，学生在学习完通用科目后，还可以选择一个比较细化的专业方向继续学习和实习，这也是近代药学专业生药学、生药制药学、分析药学、化学制药学等药学分支学科的雏形。

具体而言，《大学规程》中对药学需教授的课程科目规定如下：通习科目共26个，其中实习科目13个。通习科目包括：无机药化学、有机药化学、药用植物学、植物解剖学、制药化学、卫生化学、裁判化学、生药学、细菌学、药制学、制药比较学、制剂学、定性分析化学及实习、定量分析化学及实习、工业分析及实习、植物学实习及显微镜用法、无机药化学实习、有机药化学实习、制药化学实习、卫生化学实习、裁判化学实习、生药学显微镜实习、细菌学实习、制药化学药品实验法实习、药制生药药品实验法实习、制药学实习。

通习科目之外的细化专业共4个，分别如下：

①修生药学者之专习科目，即生药专业教学的科目，为8个，其中实习科目4个，包括：植物化学、本国生药学、外国生药学、粉末生药学、植物化学实习本

国生药学实习、外国生药学实习、粉末生药学实习。

②修卫生裁判化学者之专习科目，近似于现代药品检验检疫专业教学科目，为6个，其中实习科目3个。包括：卫生化学、裁判化学、细菌学、卫生化学实习、裁判化学实习、细菌学实习。

③修药化学者之专习科目，即药物化学专业教学的科目，为5个，其中实习科目4个。包括：动植物成分研究法讲义、动植物成分研究法实习、元素分析分子量测定法实习、有机体构造研究法实习、新药合成法实习。

④修筑工学者之专习科目，近似于现代药剂学和制药工程学教学科目，为7个，其中实习科目5个。包括：药品工业学、无机性药品制造法实习、有机性药品制造法实习、化学工艺品制造法实习、药剂制造法实习、药品赋形术实习、工场计划及制图。

此外，民国初年，教育部公布《医学专门学校规程》，其中对公立医药专科学校所办药学部规定了学制和科目。即在民国初年，我国不仅在医科大学中有专门的药学教育学科，在当时北京、直隶、江苏、浙江、广东等省市设立的公立医学专科学校中，也有药学部，专门培养药学人才。其修业年限为预科1年，本科3年，并设立研究科，年限为1年以上。《医学专门学校规程》中规定的药学专门学校所教授学科为31个，除德语外，其余理论课和实习科目均包含在上述医科大学药学科所授科目内。

近代中国，在国民政府时期，政府部门虽然颁布了一些教育规程，但政府对药学教育没有做过明确的规定，缺乏足够的重视，加之社会的动荡，药学教育领域的师资严重缺乏，药学教育难以形成体系。

当时高等药学（西药）教育机构（药学校、系或科）的设置较为混乱：有的设在医学院内、有的设在理学院内、有的设在专科学校内；有的是国立、有的是省立、有的是私立（多数接受外国教育津贴）。独立的药学专科学校全国仅有一所，即1936年在南京成立的国立药学专科学校。大部分学校药科根据自己的课程设置安排药学课程，各个学校各自为政。没有统一的学制和教育制度，二年、三年、四年以至五年等不同学制同时并存。既无明确的专业设置、培养目标和一定的培养要求，也缺乏统一的教学计划、教学大纲和本国的教科书。各校系（科）大都直接搬用外国教材，往往因人设课，根本谈不上保证教学质量。然而，不可否认的是，这些药学高等教育机构为我国药学教育奠定了一定的基础，开创了我国药学教育之先河，一些近代药学人才得以涌现，进而建立了对后世有影响的药学教育机构、药学教育体制和药学教育方法。

2.中国第一批自己的司药人员

在中初等药学（西药）教育方面，新中国成立前各地曾办过一些药学讲习所

（如上海药学讲习所、北平药学讲习所）、药剂职业学校（班）（如上海广澄高级药学职业学校、上海东南高级药科职业学校）、药科学校（如江西省药科学校、重庆西南药科学校）以及补习学校（班）等。这些校所（班）主要办在大城市，如上海、北京、天津、南京、广州、武汉、重庆、青岛、杭州、福州、成都、济南、沈阳、南昌等，由私人或药学团体主办。

此外，高等药学校系（科）如国立药学专科学校、中法大学药科、军医学校药科、西北药学专科学校等也办过一些中等药剂班（有的称为高级药剂职业科）、调剂训练班、补习班等。广州夏葛医学院曾附设药剂士学校一所。这些中初等药学教育机构，培养对象主要是近代医院的药剂人员，从此，中国有了学习近代医药学知识的司药人员，其意义和作用不可低估。但是在当时的历史条件下，这样的教育机构在当时并不多，且其中多数校所既缺乏办学要求和培养规格，又没有统一的学制和教学计划，师资力量薄弱，教学质量难以保证。但不可否认，这些校所虽办学条件很差，可是由于办学人士的努力，毕竟还是为我国药学事业培养了一大批可用之才。

3.教育规模及质量

（1）不堪其重的使命

西医西药自进入中国以来，就为教会和外国政府、财团把持，这种情况一直持续到民国。虽然有所改观，但从整个民国期间西医西药的发展看，不论从办学规模、质量，还是从管理方式、方法等方面来看，国人自办院校是无法与外国人所办的院校相抗衡的。

当时国人对西医西药爱恨交加：爱的是西医在解决民众疾苦方面的速效和神奇，恨的是部分西人在医药之外的肆意妄为，却苦于没有行之有效的办法。在国内习西医者积累到一定数量，西医水平达到一定程度后，自办西医院校，压累制或取代外人医校的位置便成了国内医界人士的梦想与追求。

1913年1月，国立北京医学专门学校从京沪两地招考的第一届新生72名到校。1月20日，学校举行第一届开学典礼。教育部次长董鸿祎前来参加。校长汤尔和致辞："医校目的，自主观言，在促进社会文化，减少人民痛苦。自客观言，西来宗教，都借医学为先驱。各国的医学集会以及印刷物中，没有我们中国人的地位，实在是一件最惭愧不过的事。所以这所学校，不仅给诸位同学一种谋取职业的本领，使你们能挣钱，实在是希望诸位负起促进文明，用学术来和列强竞争的责任。"在汤校长的讲话中可以看出，国人自办院校自一开办，就肩负着发展中国医学科学之外的使命，也就是说，自办医学校的目的除了是为了在中国发展西医科学，解决广大民众疾苦外，还担负着"促进文明"，收复列强强占的"失地"，为国人争得地位的使命，同时还肩负着建立民族自信心的使命。

正是由于国人自办院校肩负着太多的西医本身之外的使命，使得本不成熟的中国西医在发展过程中更加脚步步履维艰。

（2）药学人才数量和质量

新中国成立前，由于条件的限制，各级药学（西药）教育的规模一般都较小。高等药学校系（科）每年招收的学生多数为一二十人，个别校系招生较多（如中法药科曾一年招收60人），但毕业时人数大都下降很多。有的药学系（科）一年只招收几个学生；有的名义上是一个专科，而实际上仅办了一个班，只毕业了四五个学生，因此培养出来的人数很少。据1949年统计，当时培养出来的药师累计不过2 000人，到卫生部门登记领取执照的药师仅484人，药剂师2 873人。

当时早期的中国西药人才的培养都来自国外或国内的外人所办的医校，靠这一批人才办学是很难超越外人办院校的，这和现在学术上讲的"近亲繁殖"相类似。课堂上用的是外国课本，参考的是外国书籍，教的是外国药品和外国资料。因此，培养出来的为数不多的人才，其中能够自觉地为祖国的药学事业做贡献的人不多。有些人为了多挣几个钱，甚至不惜争着去为外国人效力。有人统计，上海一个大学的药科1939年毕业8人，其中2人在私人药厂工作，1人在外商药房，1人在药业公司，2人留校，1人去香港，1人去美国，可见一斑。即使是留学归国的药学博士、硕士，有的也甘心为外商药房或药厂工作。我国政府办西药教育可以说先天就底气不足。比如说，首先是资金缺乏、然后是设备简陋，最主要的是人才的缺乏，特别是管理人才。综观国人自办医校走过的历史，那是一条曲折坎坷的道路。从创建开始，有很长一段时间处于局势动荡的军阀混战年代。中央政权不断更迭，统治者政策多变，学校无所适从。因而，也就不能从根本上保障办学的规模和质量。

4.第一个独立的药学院

在战争时期，中国共产党在革命根据地极其艰苦的环境下，坚持开展药学教育工作，培养药学人才，为革命胜利和新中国的药学事业发展做出了工作。

红军时期，1931年在江西瑞金开始兴办卫生学校。当时由曾寿蓉等药物教师成立了药剂班，每年招收学生30～50名，毕业后分到各军卫生机构任司药。红军长征后，于1936年春在陕北安定县的瓦窑堡镇开办卫生学校，当时招收军医班和军药班。后因战争形势的影响，卫生学校又迁到陕北保安县的康家沟。这时药剂班已经由江西第一期办到第八期。1936年冬季，经过整顿，药剂班临时停办，改为军医班预备班，加强基础课的教育。

抗日战争时期，医务人员的队伍不断壮大，各根据地先后成立了延安中国医科大学、新四军军医学校、华中医科大学、华东医科大学等十几所高等医药院校。

西安事变以后，卫生学校又开始招收第九期药剂班。1939年卫生学校改名为医科大学，又扩大招生，药剂班改为药科。1942年在延安成立了药科学校，医科大学药科分出来合并于药科学校。不久，八路军制药厂也合并到一起，由李维祯任校长兼厂长。

1945年，随着抗日战争形势的发展，药科学校开赴东北黑龙江佳木斯办校，称东北药科学校。1948年11月迁校沈阳，接收沈阳医学院药学系，改称东北药学院。这是我国第一个独立的药学院。1949年8月复并入医科大学，称中国医科大学药学院。

（三）中医药教育

1.废止中医之争

伴随着欧美传教医生的活动，西方医学大量传入我国，形成了国内中医、西医两种异质医学体系并存的局面。19世纪中期到20世纪初，一些有改革精神的医家开始尝试将西方医药学与中国传统医药学进行联系、比较，从理论到临床提出了一系列汇通中西医的见解，在不同程度上吸收、融汇并加以运用，逐渐形成了颇有影响的中西医汇通思潮和学派。中西医汇通思潮的形成，为现代中西医结合工作提供了宝贵的经验和教训，对近代中医药学的发展产生了深远的影响。

19世纪末和20世纪初，在中西医汇通思想不断发展的同时，一些当权者和思想极端人士，把祖国医药学当作封建文化的糟粕加以歧视和反对，北洋军阀政府和国民党政府当政，先后发生过3次妄图废止中医的事件，从而直接危及中医的生存。北洋政府时期，当时的教育总长汪大燮主张废止中医不用中药，废除中医药的思潮开始萌芽并不断蔓延。中西医由争论发展到对抗，主要是在民国时期。民国元年北洋政府摒弃中医于学制之外，引发了中医界首次抗争请愿活动。1929年2月，余云岫等人提出"废止旧医以扫除医事卫生之障碍案"包括严格限制中医执业，禁止报纸登载介绍中医广告，不准兴办中医学校和中医医院等，并获得通过。这样的提案引起中医界极大的反抗，在这生死存亡的关头，中医界成立全国"医药救亡请愿团"向北洋政府向教育部及各部门提交请愿书，在强大压力下"废止旧医案"未获准施行。其后，以余云岫为代表的反对中医人士，主张中医的理论基础是不科学的，是迷信的，但是中药确实不少是有疗效的，有科学依据的，因此提出"废医存药"论，"研究国药的实效"的主张，抵制中医药运动对中医药事业造成了严重破坏和摧残。

2.抗争中积累经验

虽然废止中医中药的提法未能得逞，但是北洋政府时期，教育系统中未将中医教育列入学制系统之内。中西并存时期，中医药教育究竟何去何从？中医药界人士在奋起反抗中，保护了我国的民族医药事业，并探索积累了一些经验。民国二年（1913年）神州医药总会晋京请提倡中医中药、准予另设中医中药专门学校，1925年全国教育联合会议决请教育部明定中医课程并列入《医学教育规程案》，为我国中医界申请办学立案成功的开始。经过有志于发展中医药事业的医家们的努力，大力创办了中医学校，培养了一批中医人才。当时最突出的当推1917年创办的上海中医专门学校，1931年改名上海中医学院，一直延续到抗战后。该校在近代中医界影响深远，培养了大批中医人才并为近代举办中医学校提供了一套经验。1924年秋，广东中医药专门学校正式开学，该校设备比较完善，方针明确师资较强，所编讲义在中医界很有影响，可谓是近代中医学校中较突出的一所。从1915至1928年，各地兴办的中医院校还有河南中医专门学校、湖北中医专门学校、福建中医专门学校、长沙明道医学校等，可惜未见详细的文献资料。这一时期，我国中医办学教育仍属于起步阶段，有关教学上的许多问题如教材编写、课程设置、学科建设、师资培训、附属医院创办适应临床教学需要等，仍有待发展成熟。

20世纪初我国医学教育领域里出现了各种形式的学校，有西医学校也有中医院校，各个学校的学制和课程设置也不统一，西医院校主要是仿照资本主义国家的教育体制，所用语言也是五花八门，充分反映了半殖民地半封建的特点。纵观这个时期的医学教育，可以说是我国医学教育的转变时期。中西医教育双方都采纳了近代医学教育体制，我国医学教育家在实践中积累了经验，为今后医学教育的近代化准备了条件。

3.教育自立之路

1929-1949年，国民政府提出废止中医中药，严重阻碍了中医教育事业的发展。这一时期，虽然教育部与卫计委拟订了医学教育的学制和课程标准，但是各学校仍是各行其是，极不统一；尚无统一编写的教科书，大多学校靠自编讲义，但是符合教科书标准的极少；学制与修业年限也没能尽按定章办理；由于除了陆军军医学校和云南军医学校系官费外，其他学校学费标准越来越贵，绝大多数劳动人民很难再踏入医学校的门槛。于是，中医药界一方面以办学形式进行艰苦的抗争，把兴办教育作为自救的途径，另一方面更加深入地进行医学教育理论与实践的探索，从而丰富充实了近代中医学校教育内容，创出了一条教育自立的道路。

这一时期是我国兴办教育高潮时期，随着教材编写、学科建设、附属医院创办的成功，中医院校在数量上取得了较为迅速的发展。据不完全的统计，全国各地兴办了包括上海新中国医学院、北平医药学校和华北国医学院、四川国医学院在内的中医院校、讲习所或学社共计八十多所。教育在整个中医事业中所处的重要地位，越来越明显地体现出来。但从总体上看，后期，西医快速发展，西医疗法得到政府和上层社会的认可。由于得不到政府的支持，中医药及相关教育事业发展仍然相对缓慢。

4.坚守"传统"的中药教育

在旧中国，药学教育不发达，药学技术人员非常缺乏，西药培养的人员，不足以满足大众的医疗需要；西方传入的药品虽对疾病行之有效，但是在数量上并不能保证实现大众医疗，而且，虽然起初教会传道士们施药于民，但是后来药品逐渐收费并价钱越来越高，普通大众无力消费，在全社会范围内还是更多地依靠中药来治疗疾病。因此，中药教育是客观所需。初参加药房工作的人员，一般文化水平不高，中药学知识贫乏，这就需要专业技术训练，在当时的教育条件下，传统的师带徒就成为中药教育比较合适的方式。

（1）"师徒如父子"

中药人员的培养主要靠以师带徒。在旧中国，中药店的徒工（学徒）大多是来自农村的青少年，文化程度不高。下面以北京中药店培养学徒为例，说明中药人员的一般培养过程。

北京较大的中药店，多采用"一师多徒"的带徒方式，因为每批进店的学徒至少也有四、五人，多时可至九、十人，只能采用这种方式。学徒进店后，多数先从斗子房开始学起。学满三年后，大部分留在斗子房，有的要调到丸药房或其他部门。进刀房的学徒可以不经过斗子房，但为数很少。在大型药店，斗子房的学徒可多至20人，都称斗子房头目为"师父"（药店经理也是"师父"）。每晚是学徒们学习毛笔字或读医药书的时间（纸笔墨等都由药店供给）。练写字多数写一些中药别录、药性歌赋之类，也有兼写《三字经》《百家姓》《朱子治家格言》或新体尺牍等启蒙读物的。学徒学习的基本方法是抄书，抄写的蓝本是手抄本。手抄本很多是由以前的学徒（大徒弟）抄写的，学徒们仔细地、一段一段地用毛笔抄写下来，有不懂的地方，及时向师父或师兄（大徒弟）请教。学徒抄写的本本归个人所有。一些文化程度较高的学徒往往不满足于只学习手抄本，还自学《本草备要》《本草纲目》《寿世保元》之类的中医药书籍（这类书籍也多由药店供应）。药店常用药有500余种，加上不常用的约有1000种。学徒们在挑拣、翻晒药材等实践中，三年间一般可以认清500余种中药。但要鉴别各种中药的真伪，鉴定药品质地的优劣，却是很不容易的，那需要在以后多年的不断实践和学习中才能逐渐掌握。中药的炮制需要严格遵照传统炮制方法，即"遵古炮制"。需要加以炮制的中药有很多种，方法各异，一个人要想掌握多种中药的炮制方法也是很不容易的，特别是火候难以掌握。学徒三年中一般只能学到一些基本的主要的技术；其他如成药（丸散膏丹等）配制、切药技术等，也都不是很容易就能学会的，学徒期间也仅能学到一些有关的基本知识。至于小药店，同大型药店不一样，不是一师多徒，而往往是一师一徒或二徒，药店掌柜（老板）亲自带一两个徒弟（有子女的带子女，或子女与徒弟同时带）。在这类药店中，掌柜自己多兼"坐堂"（即看病），徒弟抓药，师徒关系常常亲如父子。学徒不仅学药，也兼学医。这种师带徒，多要经过一定的拜师程序。

（2）中药讲习所

中药人员大都是通过师带徒方式培养的，通过学校这一途径培养出来的则为数很少。1935年由于国民党政府卫生署对中药店施加压力，指摘中药店不设中药师，配制方法不科学，北平市国药业公会为了使中药业的经营得以维持下去，在中医的协助下，开办了北平中药讲习所。先是委托中医雷震远代管，1940年后药业公会收回自办，改名为北平市国药业公会中药讲习所。当时北平市卫生局对于办讲习所提出两个条件：一是要开设日文课，取得日本占领当局的同意并接受监督；二是要学习西医药知识，增设一门公共卫生课。国药业公会一一照办，于是讲习所便在故宫的西朝房开学。名中医汪逢春任名誉所长，国药业公会会长扬彦文、刘一峰先后任所长。开设的课程尚有中药学、制药学（均由杨书澄讲授）、中医诊断学、中医病理学、中医处方学、国语（主要讲古汉语）等。共办了4期，培训400余人。学制前两期一年半，后两期一年。学员系招收北平各药材行栈及药店15-18岁的青年学徒，白天工作，晚上学习。学费由店主交纳。期末考试及格者，讲习所发给毕业证书，卫生局发给中医开业执照，以致后来有些人改业当了中医。类似这样的讲习所、讲习班等，除北京外，其他地方也办过一些。

第三章 高校药学专业教学目标的实现

第一节 教学主体的作用

一、教师的角色

（一）教师的职业道德修养

师德即教师职业道德，是指教师从事教育教学工作所须遵守的道德规范，它是调节教师活动及教师与学生之间、教师与教师之间、教师与家长之间等各方面关系的行为准则。古今中外关于教师的研究都非常重视师德修养，不仅把师德当作教师任职的基本条件，也把它当作一种教育的影响手段。

1.热爱教育事业，热爱教育对象

身为教师，热爱祖国，热爱人民，热爱社会主义，集中于一点，就是热爱教育事业，献身教育事业。教师的事业心强，他就会把自己所从事的一切工作与国家、与民族、与社会主义紧密结合起来，以满腔的热忱和科学的精神来做好自己的本职工作；否则便会随心所欲，任我所为，玩忽职守，摆臭架子，贻误后代。因此，热爱人民教育事业，献身于人民教育事业，已成为一个教师的最基本的道德准则，也应成为一个人民教师最基本的品质。

教师对事业的态度，集中地反映在他所服务的对象——学生身上。热爱学生，既是教师高尚师德的集中表现，也是教师做好教育工作的前提。因此，教师应该像爱自己的眼睛一样爱自己的学生。只有热爱学生，才能从内心深处爆发出一种强大的力量，踏实肯干，拼命工作，置个人的得失于不顾；只有热爱学生，才能勇于对学生负责，热忱地鼓励和保护他们的每一点进步，千方百计地帮助他们克服存在的缺点和不足；只有热爱学生，才能放下"架子"，与学生建立民主、平等的亲密关系，尊重学生的人格，使学生自尊、自强、自立，真正获得进步；只有热爱学生，才能以炽烈的情感去打开学生心灵的闸门，启迪他们的聪明才智，激励他们的进取心，使他们茁壮成长。因此，教师必须努力培养热爱学生的优秀品质。

2.以身作则，为人师表

以身作则，为人师表，是教师的职业道德与其他职业道德相区别的一个显著的特点。它是由塑造人美好心灵的特殊规律所决定的。也就是说，教师榜样作为一种具体形象所特有的强烈的感化性的教育力量，在教育学生中有潜移默化的特殊作用。孔子说过："其身正，不令而行；其身不正，虽令不从。"人民教师是以其完整的人格出现在学生面前的，因此，凡是要求学生做到的，教师自己必须首先做到；凡是要求学生不做的，教师自己首先不去做。只有言行一致、表里如一、身教重于言教、严于律己的教师，才是学生所信赖的、有威望的、可尊敬的教师。以身作则，为人师表，是人民教师应有的品质和劳动态度。为此，教师起码应注意以下几点：首先，品行端正，严于律己。品行端正指的是品德高尚，行为庄重，作风正派，为人诚实，具有高尚的道德情操和崇高的精神境界。教师在日常的学习、工作、生活中，要有明确的政治方向，饱满的政治热情，积极的生活态度，坚定的人生目标。其次，衣着整洁，举止端庄。衣着举止是一个人心理品质的反映。衣着整洁，给学生的印象是思想作风淳朴，生活态度严肃，治学精神严谨；举止端庄给学生的印象是成熟稳定，老成持重。课堂上讲究仪态，不啰唆拖沓，不东倒西歪，给人的印象是富有修养，身心纯正。因而教师必须正确认识，并注意从细微处做起。再次，奉公守法，遵守纪律。教师是学生的人格楷模，理应成为奉公守法、遵守纪律的典范。

3.学而不厌，诲人不倦

学而不厌，诲人不倦，是教师职业道德区别于其他职业道德的又一个显著特点，这是由教书育人的特殊规律所决定的。加里宁曾经说过：教师一方面要献出身上的东西，另一方面又像海绵一样，从人民中、生活中和科学中吸收一切优良的东西，然后再把这些优良的东西贡献给学生。可见教师的好学精神多么地重要！因而教师必须勤学好问，广采博积，永不自满，学而不厌，是诲人不倦的前提。教师的职责是给人以知识，教人以做人的道理。只有自身孜孜不倦地学习、进取、提高，才能履行好自己的职责。在今天科学技术迅猛发展"知识爆炸"的现代社会，学生视野开阔，思想活跃，他们接触、思考、提出的问题，往往超越他们的年龄，如果教师知识狭窄、浅薄、陈旧，那就满足不了学生旺盛的求知欲。教师只有学而不厌，才能自如地引导学生在知识的海洋里遨游。诲人不倦是教师职责对教师提出的要求，这是因为：十年树木，百年树人。学生的成长是一个长期复杂的过程，无论是知识的掌握还是人生道理的获得，都不是一朝一夕能完成的，这就要求教师满怀事业的热忱，以巨大的耐心、坚韧的毅力，对全体学生孜孜不倦、循循善诱，努力完成教书育人的光荣任务。

4.互相支持，团结协作

正确地处理好教师之间、教师和家长之间以及学校和社会之间的关系是教师职业道德的又一个重要方面。一个好教师固然会对学生的一生产生深刻久远的影响，但无论是知识的积累、智力的发展，还是思想品德的形成，都不是哪一门课、哪一位教师能单独完成的，既需要各学科教师的互相配合，也需要家庭和社会的密切配合。正因为如此，首先要求教师在行动上而不是口头上互相支持，团结协作，主动为别的教师创造顺利工作的条件，正确地评价别的教师的劳动。有不同意见，求大同存小异。其次，教师要主动与家长取得联系，争取得到家长的支持和配合，共同教育学生。还有，应主动与校外教育机关联系，以及利用报纸、广播、电视、电影中的积极因素教育学生，使学生在良好的教育氛围中茁壮成长。

（二）教师的知识结构

1.学科专业知识

教师的学科专业知识是指教师所具有的特定的学科知识，如学科专业知识、文学修养等，这是人们所普遍熟知的一种教师知识。从教师是知识的传授者这个角度看，教师传授的内容必须是教师所掌握和了解的知识。教师本体性知识是教学活动的基础，在教学活动中，一切是以本体性知识的传授为基础的，教学的最终绩效是用学生掌握的本体性知识的质量来衡量的，因此，教师的本体性知识必须达到一定水准。但是已有研究表明，教师的本体性知识水平与其教学效果之间并非是线性相关。本体性知识超出了一定水平之后，它与学生成绩之间不再呈现统计上的关系。即具有丰富的学科知识仅仅是个体成为一个好教师的必要条件。

由于学科不同，学科专业知识的具体内容是不同的。仅从一般意义上说，教师的学科专业知识应包括以下四个方面：

（1）教师应对学科的基础知识有广泛而准确的理解，掌握相关的技能、技巧。这不仅是因为不能把不正确的和错误的知识教给学生，还因为只有在对知识和技能正确熟练掌握的基础上，教师才有可能花更多的精力去设计教学，在课堂上更关注学生和整个教学的进展状态，而不是把注意力集中到自己不要把知识讲错，原理讲错。

（2）教师要了解与所教学科相关的基本知识点、相关性质以及逻辑关系。这使得不同学科的教师在教学上能够相互沟通、协作，在组织学生开展的综合性活动中相互配合。

（3）教师需要了解该学科的发展历史和趋势，了解推动其发展的动因，了解该学科对于社会、人类发展的价值以及在人类生活实践中的多种表现形态。了解这些知识的意义在于：教师能够在教学中把学科知识与人类的关系、与现实世界的关系揭示出来，使学科具有丰富的人文价值，同时也能激发学生的学习兴趣，激发学生发现、探索和创造的欲望。

（4）教师需要掌握一门学科所提供的独特的认识世界的视角、域界和层次，即思维的工具和方法，熟悉学科内科学家的创造发现过程和成功原因，以及在他们身上体现出的科学精神和人格力量，这对于增强学生的信心和创造意识具有重要的且远远超出学科知识所能提供的价值。

2.教育学科知识

教师的教育学科知识涉及如何教的知识，即如何将本体性知识以学生容易理解的方式表达、传授给学生。教师的教育学科知识由三部分组成：关于学生身心发展的知识、关于教与学的知识和关于学生成绩评价的知识。

教育学科知识是教师在教育教学过程中能够保证工作获得成功的教育科学和心理科学知识。教育科学知识，既包括教育科学基础知识，也包括国内外教育教学改革信息和动态的知识。此外，还要懂得一些心理科学知识。这些教育学科知识对于教师来说，是自身知识结构的重要组成部分，是创造性从事教育教学工作的重要依据，是开展教学活动的基础和前提。具备这些知识有利于教师认识各种复杂的教育教学现象，不断增强工作的自觉性；有利于帮助教师对教育学科知识进行思考和重组，以使学科知识顺利地转化为学生易于接受的知识，从而更加自如地进行创造性的教育教学活动。一个具有丰富的教育学科知识的教师，必将极大地增强自己在教育教学工作中的创新能力。

3.普通文化知识

教师需要具备广博的文化知识，博采众长，以实现教育的文化功能。教师的文化知识不仅能扩展学生的文化视界，而且能激发学生的求知欲。事实上，学生的全面发展在很大程度上取决于教师广泛而深刻的文化背景知识。具体地说，教师的文化知识包括：基本哲学理论知识，包括辩证唯物主义和历史唯物主义的知识；现代科学和技术的一般常识，包括现代科学的一般原理和现代技术的本质内涵；社会科学的理论和观点，例如法律的知识、民主的思想、经济学的观点和社会学的方法。

当然，教师的文化知识修养具有很大的差异性，教师不可能掌握所有的文化知识，为此，我们主张每一位教师都要发挥自己的一技之长，以获得最佳教学效果。可以说，教师广博的文化知识和其学科专业知识具有同等重要的地位。教师专业的多层面知识相互支持、渗透与有机整合，表现为教师教育行为的科学性、艺术性和个人独特性，充分显示出教师作为一个专门职业对专业知识的丰厚而独特的要求。只有教师具有丰富的、合理的知识结构，我们的教育才有希望。

4.实践性知识

实践性知识是教师积累的教学经验，是指教师在实现教育目的的行动中所具有的课堂情境知识以及与之相关的知识。教师的教学不同于研究人员的科研活动，具有明显的情境性。例如，专家型教师面对不确定性的教学条件能做出复杂的解释和决定，并且能在仔细思考后再采取适合特定教学情境的教学行为。然而新教师却往往束手无策。

在教育工作中，很多情况需要教师机智地对待，这种教学的机智不是一成不变的，在一种情况下是适宜和必要的方法，在另一情况下可能不恰当。只有针对学生的特点和具体情况恰当地工作才能表现出教师的教学机智。在处理特殊教学情境时教师所采用的知识来自个人的教学实践，具有明显的经验性。实践性知识受个体经历的影响，这种知识的表达包含丰富的细节，并以个体化的语言而存在。如果把教师的教学看作程式化的过程，忽略教师的实践知识，不利于取得富有成效的教学效果。

已有的研究成果表明：教龄是实践性知识的显著影响因素，丰富的教学经验对处理问题、组织好教学十分有利。因此专家型教师可以灵活地利用自己的知识，认清当前的教学情境，并能引发过去的教学经验，产生符合当前教学情境的行为。研究的另一个结果表明，专家型教师从实践中获得的经验加以结构化、系统化总结所形成的理论是可以为新教师习得的。这说明新教师可以通过向有经验的教师学习而快速提高其实践性知识水平。

（三）教师的能力结构

教师的能力在教育教学实践中扮演着重要的角色。要实现教师这一角色的职责和义务，个体除了需要具备先进的观念和全面的知识外，还需要有称职的能力。只有具备了相应的能力，才可能开展有效的教学，从而顺利地让学生建构自己的知识和发展自己的能力。

1.人际交往能力

交往是指人在社会生活中交流信息、沟通情感和相互作用的过程。要实现育人的目的，教师必须具备与他人交往的能力。众所周知，教师的工作对象是学生，学生生活在学校、家庭、社会等不同的环境中，除了具有群体的共同特性外，还具有个体差异性特点。由于学生的成长既需要帮助又需要引导，因此就要求教师要了解学生所处的班级情况，了解学生的家庭特点，了解学生所处的家庭环境。

同时，教师还要调动一切可行的教育手段对学生施教，要与辅导员、其他任课教师、学生家长、社会中的教育力量等多种教育组织进行交往。概言之，教师要与学生沟通，建立与学生之间的"教学相长"的平等关系；教师要克服个体工作意识，建立与其他教师的相互合作、相互支持的工作关系；教师还要建立与家长的相互支持的合作关系、与社会有关人员的协作关系，这样才能形成教育合力，进行有效的工作。

2.课堂管理能力

课堂管理是教师在课堂教学过程中，根据教学的目标或任务要求，运用管理学的知识和技术，遵循一定的原则，采取一定的方法和措施，建立良好的课堂教学环境和调动学生学习积极性的一种活动。从不同角度，可以对教师的课堂管理能力进行不同种类的划分。这里我们将根据课堂管理能力的功能进行划分。

（1）目标导向能力

教学目标是教学活动的出发点和归宿点。确立教学目标，一方面是依据课程目标，自上而下地进行；另一方面还要关注学生身心发展的需求，关注他们多样化的学习需要，自下而上地展开。

（2）激励与强化的能力

激励主要指向学生学习活动的内驱力，是内在需要和学习动机的激发过程。强化主要指向个人的外在行为，它是增加学生某种课堂行为重复出现、持续出现可能性的过程。课堂强化是对学生期望行为的强化，是教师课堂管理必须掌握好的一项技能。

（3）课堂秩序的管理能力

有序，才有效率；但并不是有序度越高，效率也就越高。高度绝对的有序将使教学系统失去应有的自由度，失去应有的随机性、应变性，最后走向死板僵化。因此，课堂秩序的管理必须适度。

（4）营造课堂气氛的能力

有的教师习惯于决定一切学习计划、目标，并控制学生的一切行为，不时显示或证实自己的权威性，造成课堂气氛过于沉闷，学生谨小慎微。反之，有些教师作风民主，倾向于与学生一起共同设立学习目标，拟定学习计划，师生间经常讨论，共同维持课堂秩序，课堂气氛比较活跃。教师和蔼可亲，学生勇于探索，敢于创新。课堂心理气氛的不同，将对学生的学习成绩、个性发展和社会化的进程产生不同的影响。

3.教学监控能力

教师的教学监控能力，是指教师为了保证教学的成功或达到预期的教学目标，在教学过程中将教学活动本身作为意识的对象，不断地对其进行积极主动的计划、检查、评价、反馈、控制和调节的能力。根据在教学过程不同阶段的表现形式不同，我们认为，教师教学监控能力可以包括以下六个方面：

（1）计划与准备

即在课堂教学之前，明确所教课程的内容、学生的兴趣和需要、学生的发展水平、教学目标、教学任务以及教学方法与手段，并预测教学中可能出现的问题与可能的教学效果。

（2）课堂的组织与管理

即在课堂上密切关注学生的反应，努力调动学生的学习积极性，随时准备有效地应对课堂上的偶发事件。

（3）教材的呈现

这一过程是课堂教学的一个核心，在这一过程中，教师应对自己的教学过程、教学方法、学生的参与和反应等方面随时保持有意识的反省，并能根据这些反馈信息及时调整自己的教学活动，使之达到最佳效果。

（4）言语和非言语沟通

在课堂教学中，教师和学生之间的言语和非言语沟通是很重要的，教师在这方面应努力以自己积极的态度去感染学生，以多种形式鼓励学生努力学习，并保持自己和学生之间交流的敏感性和批判性，一旦发现沟通过程中的问题，就立即想办法纠正。

（5）评估学生的进步

教师教学的效果最终要落实到学生对知识的掌握程度和他们能力的发展速度与水平上，因此，教学监控能力水平高的教师必然会非常认真地了解学生的情况，采用各种方法评估学生的进步程度，以便改进自己的教学。

（6）反省与评价

在一堂课或一个阶段的课上完后，教学监控能力高的教师会对自己已经上过课的情况进行回顾和评价，仔细分析自己的课在哪些方面是成功的，在哪些方面还有待改进，分析自己的教学是否适合于学生的实际水平、是否能有效地促进学生的发展等。相反，教学监控能力差的教师一般就不会认真地考虑这些问题，课上过就完事了，不考虑学生是否能接受，不反思自己教学的得失。

4.教育研究能力

教育研究能力，是指各级各类学校教师进行教育教学工作的同时，从事与教育教学相关的各类课题的实验、研究及发明创造的能力。它具体包括选题能力、查阅文献能力、调查实验能力、整理分析资料能力和撰写报告的能力等。

一定的教育科研能力，是一名合格教师必备的素质。教师应是教育家，而不是教书匠。教学过程绝不是知识的"贩卖"过程，而是一个再创造的过程。通过教育科学研究，教师可以提高教学的水平，更好地完成教书育人的重任。教师应当而且必须从事教育科学研究，坚持不懈地把"教书""读书""写书"有机地结合起来。

二、学生的角色

（一）学生是发展中的人

在学校教育中，学生的生理和心理发展尚未成熟或完全成熟，正处于身心发展的重要阶段，蕴藏着极大的发展可能性和可塑性。一方面学生是具有发展潜能的人。年龄越小、年级越低，学生身心发展越迅速，而且持续时间长，因此学生都会具有极大的可塑性。另一方面，学生是具有发展需要的人。在学习阶段，学生对外界表现出浓厚的兴趣和旺盛的求知欲，他们为了实现自我价值，往往需要通过个体的自身努力与外界客观现实的相互作用才得以实现。所以没有活动，没有个体与环境的相互作用，也就没有学生个体的发展。因而，在学生的发展过程中，既要了解学生发展的潜力，又须把握学生发展的需要，以促使学生在发展中走向成熟。

（二）学生是具有主体性的人

作为教育对象的学生，既因其是一个自然的人而具有自然属性，又因其是一个社会的人而具有社会性和主体性。马克思指出："人的本质并不是单个人所固有的抽象物，在其现实性上，它是一切社会关系的总和。"学生在各种社会因素的影响下，成为社会的人，具有社会关系所决定的社会性。与此同时，在接受社会因素影响的过程中，又会做出不同的选择和反应，体现出在社会活动中的主体性。学生的主体性也就是主观能动性，它包括独立性、选择性、创造性、自我意识等。应该看到，学生的发展既不是一种先天的"内发"，也不是一种完全由"外铄"决定的反应模式，而是作为一种生物和社会个体运用自我调节机制的活动结果。换句话说，学生的主体活动是学生发展的源泉。这里的学生主体活动是指学生依据自我调节水平对内外刺激进行有意义的反应过程。因而在教育活动中，教师应该注意调动学生学习的自觉性和积极性，引导他们主动参与教育活动，发挥学生在教育活动中的主体作用。

（三）学生具有个体差异性

人与人之间是存在差异的，这种差异可以概括地称为个性的差异。正如没有相同的两片树叶一样，也不存在两个个性完全相同的人。在教育实践中，教师如何对待学生之间的个体差异也是其学生观的一个重要部分。人们认识到，由于遗传和环境的不同作用，每一个个体都具有其独特性，亦即个性。个性是个体的总的精神面貌，反映了该个体同其他人之间稳定特征上的差异性，它具有主体性、独特性、社会倾向性和完整性等特征。教育应该遵循学生的个性，按照每个学生不同的兴趣、能力、气质和性格特点因材施教，使每个学生的个性心理品质和能力特征都在原有的基点和可能的发展水平上获得长足的进步，使学生在思想品德、智力水平、劳动习惯和身体与心理素质等方面得到生动活泼的发展。与强调整齐划一、强调共性的传统教育相反，当代教育强调培养学生的独特个性和创造性。

三、教师学生观的更新

在教育教学改革的过程中，落后的学生观还是存在的，另外，随着教育理论和实践的发展，新的观念也在不断涌现，这都要求教师必须随时更新自己的学生观。

（一）用发展的眼光看待学生

学生是发展着的个体，由于受到先天遗传和后天教养等因素的影响，不同地域、不同年龄的学生具有不同的心理和行为特点，同一个学生也会因为时间、环境的变化而做出不同的表现。教师要有效地实施教育教学活动，必须以发展的眼光看待学生，深入了解和研究自己的教育对象。否则，单凭主观臆断、想当然的看法去对待学生，很可能会导致错误的教育行为。在我们进行的一项关于教师对学生注意问题准确性的研究中发现，随着教龄的增加，教师对学生是否存在注意方面问题的判断却越不准确，大家公认有经验的教师，其对学生的认识却未必是更准确的。之所以出现这一现象，固然可能与教龄延长而带来的知识、观念老化有关，同时也提醒我们，了解和研究学生是非常重要的，它关系到教师是否会把一个正常的学生当作多动症的孩子来对待。

具体来说，教师需要研究学生的生理、心理特点，研究他们的同龄共鸣现象和人际关系状况，研究他们受时代、社会、环境影响所产生的兴趣、爱好、特长、个性，以及所具有的知识背景和智力背景，进而深入到他们的内心世界去研究他们的精神需要、渴望与追求等。除了共性的特征以外，教师还要了解每一个学生自己的特征，不仅了解其当前的学习状况和行为习惯，更要了解其潜在能力和各种非智力因素等。只有这样，教师才能帮助他们更好地发展。

（二）确立学生在教育中的主体性地位

新型学生观认为，学生首先是一个人，主体性是人的本质特征，发展是人的天性，教育是促进主体发展的活动，学生的主体活动是学生获得发展的内在机制和内因。学生作为各种学习活动的发起者、行动者、作用者，其前提是他们首先要有一定的主体性，这是他们作为主体的基本条件。事实上，随着青少年学生自我意识的形成和不断增强，他们自身就有一种自尊自信和追求真理的自觉性，在许多活动中表现出渴望独立、渴望自主选择、渴望自我判断。教师作为学生学习活动的促进者，必须确立他们在教育活动中的主体性地位，具体来说，要理解信任和尊重爱护学生。理解、尊重每一位学生，首先是相信学生发展的主动性，相信每一位学生的内心都存在主动求知、主动求发展的愿望。教育并不是赋予了学生发展的特性，而仅仅是顺应其身心发展规律，促使他们更快更好地发展而已。教育者的责任在于激发学生发展的内在动力——主体意识，调动学生发展的积极性，从而使他们成为在人格上自尊、在学习上自信、在生活上自立、在挫折面前自强的人。教师要对学生始终如一地坚持友爱、诚信、友善的态度，切实地帮助、理解、支持他们心理上的自尊；教师应积极地帮助学生发现自身的特长，并适时地进行鼓励、表扬，使他们体会到成就感，从而增强其自信心，扬起他们自信的风帆；在培养学生具有自尊心和自信心的基础上，对能发挥他们个性特长的能力进一步培养，逐步使他们在生活中自立、在失败面前自强，从而发展他们的自主选择能力和敢于负责任的意识。应该说，有些学校提出"一切为了学生、为了一切学生、为了学生一切"的办学口号，也正是这一学生观的体现。

（三）认识学生的独特性

学生不仅是发展中的人，而且是具有发展个体差异的人，教育要承认、尊重和接受学生发展的个体差异性，就意味着教师要认识到学生的独特性，为学生的发展创设最好的教育条件，鼓励学生发挥特长，发展个性。

认识到学生的独特性，首先要为学生创造多种发展的条件，形成一种以促进学生自我发展为目的，多指标、多元的评价观念，适应并开发不同发展水平学生的潜能。教育的功能应该是促进人的多方面发展，而不是促进全体学生的同一，统一和标准化发展，更不是采取"一刀切"的方法限制、埋没人的多方面发展。教师要注意到以一种统一评价标准衡量全体学生的方法是存在局限的，尊重学生的独特性要求，实现由"选拔适合教育的学生"向"创造适合学生的教育"的方向转变。

认识到学生的独特性，还要求培养学生学会做人、学会生活、学会学习、学会发展。学会做人，就是指通过思想政治教育、行为规范训练，在校纪校规及社会道德约束下提高学生的思想品德修养，使他们做一个堂堂正正的人；学会生活，就是让学生养成良好的生活习惯，学习必要的卫生常识，掌握生活自理能力、独立谋生能力和经受挫折并不断奋进的能力；学会学习，就是指培养学生善于发现问题、提出问题、解决问题的能力，引导学生从学习中得到乐趣，变不愿学为乐学、好学；学会发展，就是鼓励学生根据自己的个性充分发挥自己的特长，培养他们的创造性思维和人格。正如苏霍姆林斯基所说的，教师要帮助学生"在无数的生活道路中，找到一条能鲜明地发挥他个人的创造性和个性特长的生活道路。"

四、师生关系

教育是师生交往的过程，师生的交往关系带有教育本质的含义。能够正确处理师生关系，可以说就是抓住了教育的真谛。教师的素质，实际上就是在处理师生关系的过程中所需要的素质。尤其是现代教师，对于师生关系的处理要求更高。

（一）师生关系的内涵

对师生关系的界定，不同学者、不同书籍的观点可谓见仁见智：《中国教育大百科全书·教育》对师生关系下的定义是，师生关系是教师和学生在教育教学过程中结成的相互关系，包括彼此所处的地位、作用和相互对待的态度等。《教育辞典》上说，师生关系是教师和学生相互作用的性质，以及师生相互对待的态度。还有观点认为，师生关系就微观而言，主要指师生之间在教育过程中所发生的直接交往和联系，包括为完成教育任务而发生的工作关系，以满足交往而形成的人际关系，以组织结构形式表现的组织关系，以情感认识等交往为表现形式的心理关系。

（二）师生关系的主要表现形式

1.工作关系

师生之间的工作关系，是在教育任务、课程计划、学校规章制度和其他行政措施指导下形成的一种关系，它是建立其他方面师生关系的基础。师生间的工作关系主要表现在教与学的关系。在教与学活动中建立良好的师生关系，主要取决于教师主导作用的发挥。教师必须充分了解学生的实际，反对主观、盲目地教学；必须充分调动学生学习的主动性、积极性，反对注入式教学；师生之间要平等协作，反对压制教学民主。只有这样，师生之间才能建立良好和谐的工作关系。

2.心理关系

在教育活动中，始终存在着师生间的亲密交往和心理交流，主要包括认知和情感两个方面的因素。

师生之间的心理关系是建立在认知基础上的。学生都有一种向师性，尊重、信任老师，服从教师的教导，同时也希望得到教师的关注、鼓励和表扬。针对这种情况，教师要多给学生以积极、肯定的评价，以强化学生积极向上的信心。教师对学生不能持有偏见和成见，以免导致师生关系的破裂。学生则通过与教师多方面的交往，认识自己的老师，并对其做出自己的评价。

师生之间的情感关系是师生关系的又一个重要方面。教师对学生充满爱的情感可以形成教师良好的心境，激起对工作的热情，领略到事业的兴趣和幸福，激励自己克服困难、进行创造性的工作。同时，教师对学生的积极情感，又能转化为学生接受教育的内部动力，赢得学生的爱戴和尊重，激起对教师的亲近感、信赖感，从而沟通师生的思想，协调师生的关系。

3.道德关系

在教育活动中，教师和学生都必须遵守一定的行为规则和道德规范，履行一定的责任和道德义务，这就出现了师生之间的道德关系。建立师生之间良好的道德关系，对协调师生间的工作关系起着重要的作用。在社会主义社会，尊师爱生是师生间道德关系的最准确、最生动的概括。教师对学生的爱是教师最重要的道德品质，它是一种巨大的教育力量，是沟通师生关系的纽带。师生之间的交往有着广阔的领域，渗透着丰富的道德内容，最终都集中反映在教师热爱学生这个根本方面。学生的道德行为和道德义务的集中体现是尊师。

学生只有从内心尊重师长，才能使自己在思想和学识上不断长进。同时，学生尊师又可以激起教师献身教育事业的积极情感，更加热爱学生、关心学生。总之，尊师爱生是中华民族的传统美德，是衡量师生道德水平高低的重要标志。

师生之间的心理关系是在师生之间直接交往过程中形成的，而教师在这中间起着决定性的作用。如果教师不经常主动接近学生并不断满足学生的各种合理需要，真诚和谐的师生关系也就难以建立。

第二节　重视教学的过程

一、教学过程概述

教学过程理论是教学论研究的核心，它要解决的重要问题，像教学的本质、规律等，都是很有价值而难度亦大的研究课题。而要探明教学的本质及其规律这样深层的问题，必须先从分析构成教学过程的基本要素及其内在联系开始。

（一）教学过程的概念

对于教学过程这一概念的准确界定目前学术界尚未有定论，但针对教学过程本身的特点，不同的学者从不同的角度提出了自己的看法，这些看法各自不同但都言之有理，究其原因，主要是由于界定概念的视角不同，所持有的教育哲学观也有所区别。

1989年出版的《教育辞典》中认为，教学过程是指教学从开始到结束的实施过程，即教师有目的、有计划地引导学生积极、主动地掌握系统的文化科学基础知识和基本技能，发展学生的智力、能力、体力，并形成一定的思想品德的过程。1994年出版的《中国成人教育百科全书》中则认为，教学过程是依据学科的课程计划和教学大纲，在教师指导下，为实现既定的教学目标，通过师生教与学的共同活动，使学生掌握系统的科学文化知识、基本技能，以及提高身体素质、心理素质、社会文化素质的复杂的、多方面统一的教育过程。除了工具书中的不同解释外，不同学者也有不同看法。如有学者提出教学过程的概念有广义和狭义之分，还有学者将教学过程看作师生双边的活动和相互作用，这种相互的活动和作用，使学生掌握前人积累下来的宝贵知识和经验，并在此过程中使学生的智力、体力、品德等方面得到发展。还有学者认为教学过程本身是学生掌握人类长期积累的科学文化知识的认识活动，从社会学角度看，教学过程除了认识活动之外还应当包含交往活动、审美活动；从心理学的角度看，教学除了认知之外还有情感、意志、行为诸方面。

无论对于教学过程概念本身的认识如何不同，不可否认的是，教学过程本身具有的一些本质性特征是所有认识者都不能回避的。

首先，教学过程是一种教育过程，是教育过程的一种形式。这与其他各种形式的教育过程有许多共同之处，例如：教学过程本身有两个基本的功能使科学文化知识得以传递，以促进人类社会的发展；二是使学生的身心得到发展，以促进个体自身的发展。这与其他的教育过程并无不同，但是教学过程与其他各种形式的教育过程，例如团队教育活动过程，各种课外、校外教育活动过程不同，有自己的规律，如教学过程是认识的特殊形式，必须以学习间接经验为主；教学过程是发展过程等。综而述之，教学过程具有如下特点：

（1）教学过程有很强的目的性

教学过程是有目的、有组织、有计划展开的教育活动，这种计划和目的通常来源于国家的课程计划或教学大纲学科的课程计划。教学大纲是教学活动最基本的依据，它规定了教学目标，规定了教学科目和每一科目教学的内容深度、广度。教材或教科书正是依据教学大纲编订的；教学方法、教学形式的选择与运用也受到教学目标、教学内容的制约。教学内容、方法、形式都是为实现教学目标服务的。因此教学过程是一个目的性很明确、计划性很强、组织性很严密的教学活动。

（2）教学过程是一个师生互动、共同交流、师生共进的过程

教与学是矛盾的统一体，教学活动与学习活动是在统一的教育过程中进行的，因此教学过程不是"教+学"，而是教与学相互依赖、相互渗透的矛盾过程。教是在已学基础上的教，为了学而教；学是在教的指导下学。离开教师指导的学，是存在于教学过程之外的自学。教学过程的学与教是相互作用、共同活动的。

（3）教学过程使五育一体，综合了各育的共同实施

教学活动不仅仅是实现智育目标的活动，也是实现德育目标、体育目标、美育目标、劳技教育目标的活动。教学把实现智育目标作为教学的基本目标，但教学过程不仅仅是实现智育目标。教学过程是以实施智育为基本方面，同时对学生实施德育、体育、美育、劳技教育的复杂多维的整体。当然不能把教学过程和智、德、体、美、劳各育过程并列，它们不在同一层次上。各育目标是较高层次的目标，教学是贯彻、落实各育目标的活动。各种课外教育活动也是具体贯彻、落实各育目标的，因此教学活动应与各种课外教育活动相互配合，共同实现教育目标。

综上可见，教学过程本身不仅仅是知识技能的教学，而同时是促进多方面素质发展过程；不仅仅是实施智育的过程，而同时也是实施德、美、体、劳多方面教育的统一过程；不仅仅是认识过程，也是心理活动过程、社会过程。而对教学过程概念的认识上也应该有广义和狭义之分。狭义的教学过程主要指的是一节课或一个单元的教学所占有的时间，通常包括以下六个方面：一是启发动机，激发求知欲望；二是感知教材，发展观察能力；三是理解教材，发展思维能力；四是巩固知识，发展记忆能力；五是运用知识，形成技能技巧；六是检查知识，调节教学活动。广义的教学过程是指师生在共同实现教学任务中的活动状态交换及时间流程，它包含了相互依存的教和学两方面，是教师与学生双边活动的过程，包括制订教学计划、备课、上课、作业处置、评价反馈等全过程。

（二）教学过程的基本要素

关于教学过程的要素分解，目前我国教学论领域也存在着不同的观点，集中起来可以划分为两大类：一是"多因素论"。这种理论是用现象描述的方法，把教学过程中的全部参与要素都包含其中，认为教学过程所有的要素都是必不可少的。二是"简单要素论"。这种理论试图从教学过程的众多要素中，找出那种作为"构成事物的主要成分，可以决定事物发展的条件"的最基本的要素。实际上，这两种观点并不矛盾，要找出教学过程的基本要素，必须以分清作为教学过程组成部分的全部要素为前提。因此，我们有必要首先弄清作为教学过程组成部分的全部要素。

由于教学过程有多个要素，要素与要素之间形成了一个复杂的关系系统。为了弄清教学过程运动、变化、发展的根本动力，为了揭示教学过程的本质特征，有必要在众多的要素中找出最基本的要素，也有必要在纷繁复杂的矛盾关系中找出决定教学过程运动、变化、发展的主要矛盾。

所谓基本要素是指构成事物的主要成分，可以决定事物发展的条件。在教学过程中，基本要素是教学活动开展的基本条件，有了基本要素，其他要素才有存

在的必要性和可能性。那么，在教学过程中，到底哪些要素才是基本要素呢？目前有"三因素论""四因素论"等不同的观点。我们认为，教师、学生和教学内容是构成教学过程的基本要素。其理由有二：一是由教育活动的本质特征所决定的。教育活动是教师对学生施加教育影响，在教师的引导下，通过学生的主动学习获得发展的一种活动。这样的一种育人活动，主要是以"教师引导学生学习掌握科学文化知识"为主要途径的。换言之，教师传授知识、学生掌握知识是学生得到发展的基本"凭借"。而知识是体现在专门编制的教学内容之中的，教师和学生是通过教学内容而联系起来的，有了教师、学生、教学内容这三个基本的要素，而且三者之间相互联系、相互作用才能使得教学过程得以展开。二是由各要素的有机联系决定的。正是因为有了教师、学生和教学内容这三个基本要素的相互联系与相互作用，才会有对教学方法手段、教学组织形式、教学测评、教学环境等要素的考虑，没有教师、学生、教学内容这三个基本的要素，其他的要素就没有存在的必要性和可能性。而有了三个核心的要素，再将其他要素有机配合，共同作用，就能完成教学任务、实现教学目标。

教师、学生和教学内容作为教学过程的基本要素，要素与要素之间是紧密联系的。具体有教师与学生的关系、教师与教学内容的关系、学生与教学内容的关系。在教学过程中，每一对关系的两极往往是不一致的，存在着一定的矛盾，如教师的教学要求与学生的现有发展水平之间不一致，教师教学的局限性与教学内容的全面性之间不一致，学生的已有知识经验与教学内容之间的不一致等。正是有了这样一些矛盾关系，才能推动教学活动的进行，又通过教学活动使各种矛盾得以解决，使教学过程不断向前推进，使学生在此过程中得到提高和发展。

（三）教学过程的基本阶段

教学过程是教师与学生按照教学规律与原则分步骤、分阶段进行的。古往今来，在教学实践中形成的关于教学过程基本阶段的观点多种多样，此处列举一些关于教学过程基本阶段的代表性观点。

《中庸》总结了先秦儒家的教学过程，认为教学过程基本阶段有：博学、审问、慎思、明辨、笃行。朱熹把教学过程划分为熟读、精思、笃信、实行四个阶段。赫尔巴特认为教学过程基本阶段有明了、联想、系统、方法。赫尔巴特学派对赫尔巴特的观点进行了修正，指出教学过程基本阶段可以分为预备、指示、联想、概括、应用。尽管关于教学过程阶段划分观点不一，莫衷一是。但是经过对上述观点仔细推敲，就会发现按照一定顺序，在教学过程中迟早会遇到一些共同因素。我们把这些具有共性的因素组织起来，就形成了与教学实践相符的关于教学过程基本阶段的认识。

1.心理准备

心理准备主要是引起学生对即将进行的教学活动的兴趣和求知欲，创设一种教学氛围，使学生产生强烈的求知欲望和浓厚的认知兴趣。如果学生头脑中的兴奋中心还没有向将要进行的教学活动转移，或者对即将学习的课题毫无兴趣，那么在这种情形下进行的教学是不会有好的效果的。因此心理准备是教学过程的一个必要阶段。

2.领会知识

领会知识是学生在教学过程中逐步认识事物的联系、关系直至认识事物的本质、规律的活动。这个阶段包括感知教材和理解教材两方面。

感知教材是学生通过各种分析器的协同活动，获得事物表象的过程。学生必须有感性知识，才能理解和把握书本知识，否则学生对书本知识就会生吞活剥，食而不化，以致不能理解教材的实质。感知教材有两种形式：一是直接感知，一是间接感知。直接感知就是让学生直接接触所要学习的对象，如观察、实验、实习、参观、调查、访问等。间接感知主要靠教师的讲解，即教师运用形象生动的语言和各种形象化直观教具使学生对教材形成初步认识。这两种感知形式在教学过程中是相互配合、互为补充的。教学过程不能停留在感知层面上，必须上升到理解教材的层面上，这是领会知识的关键。理解教材就是教师引导学生在感知教材内容的基础上，进行抽象思维加工，形成概念，掌握本质。教师在学生理解教材活动中一定要设法让学生通过自己的思维活动来完成任务，要使学生对教材的定义、原理、结论的理解合乎规律。

3.巩固知识

巩固知识是使学生把所学知识牢固地保持在记忆中，当需要时能正确及时地提取。巩固知识是由教学活动的特点决定的。学生学习的主要是间接经验，在学习中往往感受不深，容易忘记，而且学生在各科教学中连续不断地接受多方面的新的科学知识，教师如果不帮助学生进行及时巩固，教学活动将无法继续进行，学生也会无法继续进行学习。知识的巩固贯穿于教学的全过程，巩固方式也多种多样，主要有作业、练习、复习等。

4.运用知识

运用知识是学生用领会的知识去解决同类课题的活动，目的在于使抽象知识与具体事物相联系，使领会了的知识具体化。学生通过运用知识于实际，形成技能技巧，检验所学知识，丰富直接经验，使认识深化。这对于他们进一步理解和牢固掌握知识、提高分析和解决问题的能力具有重要意义。运用知识基本有两种方式：一种是问题的解决只需要通过词的说明（包括口头和书面语言）就能完成；另一种是通过实际操作才能完成。

5.检查效果

检查效果是根据一定的标准对教学过程产生的结果进行测试评估。通过检查评定可以获得反馈信息，了解教学和学习情况，并据此来调节教与学的活动方向和节奏。借助于学习效果的检查，还可以激发和强化学生的学习动机。

教学过程中所经历的心理准备领会知识——巩固知识——运用知识——检查效果五个阶段，既是密切联系又是可以进行灵活变化的。通过对教学过程的基本阶段进行符合教学规律、反映特定教学实际的重新组合就可以形成多元化的关于教学过程基本阶段的观点。

二、教学过程的动力

（一）教学过程动力的内涵

1.教学动力系统结构论

这种理论认为教学系统有三种调节机制：一是由广泛的相互联系支配；二是由教学系统中的反馈机制实现；三是由人的心理调节系统实现。它们分别对应下面将要介绍的教学动力、教学内部矛盾动力和学习动机三种观点。这三种不同的动力构成了一个系统，这就是教学系统的动力结构，也就是教学过程发展的动力系统。

2.教学动力存在说

这种看法认为教学过程发展的动力是社会对学生必须具备的修养提出的要求与学生修养程度之间的矛盾，即个体认识与社会认识之间的矛盾。

3.教学动力矛盾论

这种看法认为教学过程的动力源于教学过程的内部矛盾。

4.教学动力动机论

这种看法认为教学动力是一种特定情境下人的适应模式，强调从个体活动的角度来讨论学生从事学习的原因以及怎样改善和唤起学生的学习动机。

5.教学动力认识论

这种观点将教学动力看作师生两方面共同力量的共同体。在教学活动中，教师的主导作用，以及其在自身工作动力推动下不间断地通过设置诱因，激发、引起学生的学习动机，将自己的动力转化为学生的动机，便形成了整个教学认识活动的动力。

虽然人们对教学过程动力的认识各有不同，但是从马克思主义辩证唯物主义观点出发，推动教学过程的基本动力主要来自教学内部的矛盾。

（二）教学过程动力矛盾说

从根本上说教学过程的动力是由教学过程的基本矛盾及其对立统一运动推动的。而教学过程的基本矛盾，是教师在教学过程中所提出的认识和学习任务或其他任务与学生知识和能力现有发展水平之间的矛盾。这个矛盾贯穿于教学过程的始终，同时也是其他矛盾的最终归因。按照教学的要求逐步提出认识任务要能为学生所理解和接受，要与学生的认识潜力相符合，并在学生进行一定的紧张的教学活动之后就能得到解决。教师的艺术在于，在使学生掌握知识时，要循序渐进地让他们逐渐接触到更复杂的任务。在教学中既要要求学生独立思考和学习，同时还要使学生学会交流和合作，兼顾不同学生的年龄差异和个体差异。不过，当所提出的教学任务落在了学生的最近发展区之外时，前面所说的教学过程的基本矛盾就变得毫无意义，它不仅不能成为教学的动力，甚至还会成为学生学习的障碍和阻力。

由此可见，教学内容要与学生的认识和发展能力相符合，教学内容要与教师的个人水平相符合，是基本矛盾成为教学动力的必要条件。与此同时，教师不仅要解决学生在掌握知识过程中自然产生的认识冲突，还要激发其产生达到教学目标和认识新事物的愿望。

1.教师与教学内容之间的对立统一关系

一方面，指导学生进行认识活动的教师，他们已有的知识未必能适应现代教学对教师知识水平的要求，这就形成了教师与教学内容的矛盾，教师只有不断学习，不断"充电"，才能跟上教学内容更新的步伐。教师的教学准备过程，是了解教学内容和掌握教学内容的过程，其实质是教师自身获取和补充新知识、认知能力再提高的过程。在研究教授与学习规律的过程中，同时也伴随着教师教学技术、教学艺术的不断提高，教师在教学过程中的创造性能力亦不断发展。

另一方面，教师的职责在于教会学生学习，教师自己对教学内容的充分掌握并不表明他能够教会学生。因此，对于教师，还面临着如何使教学内容转变成学生可接受的知识，成为他们自己的知识财富；能否更好地引导学生的学习；对教学内容根据教学要求考虑如何组织教材、处理教材，采取哪些适宜的教学方法和手段教授这些教学内容等。教师与教学内容的矛盾的两个方面可以表述为"教什么"和"怎样教"。

2.学生与教学内容之间的对立统一关系

教学内容是教学过程中教师和学生共同的认识对象。由于学生与教师在知识程度上的差异，学生与教学内容的矛盾更甚于教师与教学内容的矛盾。一方面，学生已有认识能力和知识水平有限；另一方面，教学内容对学生来说属于未知领域，它规定了学生所必须掌握的知识和技能。因此，学生与教学内容的矛盾关系主要表现在教学的客观要求与学生已有经验之间的矛盾。教学的最终目的，就是要教会学生掌握人类全部知识体系中最基本的内容，各科教材就是这一内容的反映，舍此，教学过程就失去了意义。由于科学文化是世代延续的结果，在教学过程中，青少年学生的认识总是落后于社会历史的认识。人类社会在其漫长的文明历史发展进程中，不断地创造并积累了丰富的科学文化知识，学校和教学作为社会科学文明传递的主要渠道，总是以其特有的方式与手段，努力使社会个体成员的认识能够尽快地达到社会历史认识的现有水平，并以此保证社会的连续不断地进步与发展。这一矛盾的解决涉及教学内容如何安排适当，教师的教和学生的学是否体现了调动学生主体积极性，以极大限度地利用和发展现有水平。

3.教师与学生之间的对立统一关系

对于教师与学生这对矛盾关系，我们关注的焦点是教师主导作用怎样发挥？学生主体作用怎样体现？此外，学生在接受教师教育影响的同时，也在反作用于教师，教学过程如何做到"教学相长"？

教学过程是通过教师向青少年一代传递人类科学文化遗产的过程，是教师指导学生学习的活动。教师在教学过程中起主导作用，他必须根据一定的教学目标，协调教学内容、学生等因素及其关系。而学生则是教学过程的主体，在教师指导下，发挥主动学习的精神，学习知识技能，发展智力和能力，陶冶情操。在教学活动中，师生双方表现出一种相互对立、相互依存的关系。教学过程既要求学生独立学习，也要求照顾到学生的个人差异和发展水平。教学要与学生的认识、发展潜力相符合。教师应善于创设问题情境，激发学生的学习动机，培养学生逐步掌握独立解决问题的能力，使学生亲身体验到创造性劳动的快乐，激励学生认知新的、未知的事物的内心愿望。

师生双方在教学过程中的认识活动是有差异的。这种差异主要表现在两个方面：一是学生掌握知识和认识活动是在教师的指导下进行的。学校教学活动的主要目标就是要求学生在较短的时间内掌握人类社会所积累的科学文化知识体系中的精华。各门科学知识作为"科学基础"形成体系，以学科的形式展现给学生。对这样一种形态的知识的掌握乃是教学活动的主要任务，也反映出不同于科学认识过程的教学过程的特点。科学认识的课题是为了扩充并变革科学知识，而参与教学活动是教师的任务，是根据科学业已取得的成果，选择其中最基本的知识作为学科内容，编制成相应的教材，由学生通过教学活动而加以掌握。二是教师通过学生在教学活动中掌握科学知识的情况，发展其认识能力。现代教学的任务已不再局限于学生对知识本身的掌握与积累，还必须以学生对知识的掌握为基础，培养和发展学生的认知能力，充分发掘和发挥学生在学习过程中所具有的能动性与创造性。教师与学生的矛盾在不同阶段、不同年级会有所不同。在以导为主，主要依靠教师学习的阶段，或是低年级阶段，教师的直接指导较多，因此教的作用也较大。而到了以学为主，学生独立学习的阶段，或是中高年级阶段，教的作用渐渐削弱，学生的自学所占比重增加，因而独立性成为学生学习的关键。

第四章 高校药学专业课堂教学的方法

第一节 课堂教学方法的实践意义

一、高校教学方法的现状

（一）国外进展

学者们基于比较的视角对国外高校教学方法的改革进行了有价值的研究，其中，有学者指出，尽管各国的文化背景、教育传统存在差异，但面对相同的时代背景和挑战，各高校在教学方法改革上呈现出如下一些共同点：重视讨论和交流；重视合作学习；重视探究和创新精神的培养；注重个体化；重视采用现代教学技术。也有学者单独对美国研究型大学的教学方法改革进行研究后指出，美国研究型大学本科教育改革新动向是：以研究为基础的教学模式、以探究为基础的大学新生年、创造本科生的顶峰体验，构成了贯穿其本科教育全过程的教学方法改革的核心内容。

（二）国内现状

在大规模的高校教学改革的影响下，我国高校教学方法的改革如火如荼地开展着。传统的注入式的教学方法受到普遍的批判，人们迫切要求在教学方法中融入新的元素，发现法、情境教学法、案例教学法等得到认可，并得以推广试行，也取得了不错的成果。然而，由于近年来高等教育改革的热点在领导管理体制和完善思想政治教育方面，学校领导的精力主要集中在筹集资金以解决经费问题，因而，涉及教学方法的教学改革往往得不到重视与支持，难以坚持。

有学者认为，"我国高等学校虽然一直在呼唤教学方法的改革，但是几十年来并未有实质性的突破，目前仍然以课堂讲授为主"，"有相当多的教师仍旧过分运用讲授法，甚至将讲授法作为唯一的教学方法"；也有学者认为，当前在教育改革的诸环节中，课程体系、教学内容和管理体制以及经费投入等已经受到了普遍关注，但是对教学方法的改革研讨却相对不多，特别是高等教育对教学方法的改革历来重视不够；更有学者指出，"长期以来，教育理论界对基础教育的教学方法研究比较充分，而对高校教学方法的研究严重不足。高校普遍存在'大学无教法''教学方法是中小学的事情，大学里用不着讲究这些'的思想。在此思想的影响下，大学教师多数重视学术研究，而忽视教学方法的研究，往往只用自己过去惯用的那一套教学方法来应付教学，因而，'填鸭式''满堂灌'依然是高校教学方法的主旋律"；有学者也指出："教学方法的改革仍是滞后于其他方面的教学改革，其难度大、阻力大、改革进展相对小"。

总之，我国目前的高校教学方法不尽如人意。主要表现在：

（1）课时总量偏大，周学时较多。学生频于上课，缺乏自学时间，囫囵吞枣，食而不化现象还很严重。

（2）在课堂教学中，灌输多，启发式与讨论交流少。

（3）考试方式单一，方法呆板，考试题目都是要求按照教师讲的和书上写的作答，学生的思维能力和创造能力根本得不到体现。

可见，当前我国高校教学方法的改革取得了一些不错的成果，但从整体上来看，教学方法改革的实践效果仍然很差，缺乏突破，需要相关部门给予高度重视。

二、高校教学方法改革的必要性

当前，我国正在进行创新型国家建设，而高校担任着培养创新型人才的重大历史使命。高校的教学不仅仅承担着传承知识的任务，也肩负着创新知识的使命。同时，高校教学更应培养学生的学习能力、解决问题的能力、交流能力、团队合作能力和创新能力，让他们能更好地适应社会发展的需要。因而，要培养创新型人才，必须对传统的教学方法进行改革，构建与创新人才培养体系相适应的教学方法。

（一）传统课堂教学方法存在诸多弊端

传统的课堂教学是教师在台上讲，学生在下面听，教师一讲到底，没有一点讨论的气氛。学生摆脱不了上课记笔记、下课对笔记、考试背笔记，考后忘笔记的状态。教师只关心如何将教学大纲上规定的内容讲完，不关心学生是否理解，很少注意培养学生科学的思维方法和分析问题的能力。在教学手段上，许多教师还是习惯于传统的教学方式，现在大部分学校都有电教设备和多媒体教室，但数量较少，普遍使用率不高。原因是部分教师运用现代化教学手段的能力和水平不高，又不愿意花大力气去学习。有些教师虽然使用了多媒体等现代化教学设备，但没有使用合理的教学方法，仅把书本搬上屏幕，学生感到内容多，听不懂，这并不等于教学的现代化。再者，教师面对着不同智力水平、不同程度、不同要求的学生，按照同一进度进行教学，由于学生的水平参差不齐，师生间的信息交流又很有限，因此这种"灌注式"或"填鸭式"的封闭教学模式，忽略了学生的主体性、能动性和创造性，扼杀了学生的个性，不利于学生的全面发展，使得师生双方的积极性都难以得到充分的发挥。具体表现为：

（1）课堂教学仍以讲授法为主，方法比较单一。

（2）课堂教学仍以教师为中心，学生主体性未得到充分尊重。

（3）重教法轻学法，教的方法和学的方法不能相互促进。

（4）教学方法和研究方法脱节，教学方法缺乏探索性。

（5）教师教学方法缺乏创新和发展。

（二）应对知识经济挑战的必然选择

知识经济时代的到来，对我国高等教育的发展提出了前所未有的新要求。我国高等教育能否跟上21世纪知识经济的发展步伐，高校培养的新一代建设者和接班人能否适应知识经济时代的要求，是摆在我们面前不容回避的重要课题。适应知识经济时代的要求，变革与创新教学方法，是培养创新人才的关键。探寻高校教师教学方法的新途径是非常必要的。

21世纪是知识经济的时代，所谓知识经济是以知识与创造力为基础的经济，是建立在知识和信息的生产、分配、使用和消费之上的经济，其显著特征是：科技发展速度进一步加快，知识创新的速度也进一步加快，从而使技术革命到产业革命的周期随之缩短。因此，加快创新人才的培养是迎接知识经济的挑战，在激烈的国际竞争中求得生存和发展的唯一出路。高等教育是知识创新、科技创新和高层次专业人才培养的主阵地。大学生是科教兴国、振兴中华的强大生力军，如果他们缺乏勇于开拓进取的创新精神和能力，就很难承担起建设社会主义现代化强国的重任。

培养社会主义现代化建设所需要的创新型人才只重视知识传授是不够的，还要注重培养学生独立思考的能力：获取新知识和新信息的能力以及运用知识解决新问题的能力。我国高等教育传统的"灌输式"的教学方法使我们培养出的大学生知识结构狭窄，运用知识的能力死板、机械，知识的再生能力严重缺乏，已很难满足知识经济时代的要求。因此，只有进行教学方法的改革，才能更好地培养出创新型人才。

（三）教学方法改革是迫切需要

教学是高校的中心工作，教学方法是实现教学目标、保证教学质量的重要手段。同一门课程，同一堂课程的内容，不同教师来教，获得的教学效果是不同的。同一个教师采用不同方法讲授同样的内容，同样会获得不同的教学效果。这就说明了教学方法对教学质量有深刻的影响。提高高校教育教学质量的根本是提高课程教学质量，因为学生之所以能够毕业是因为修够了一定的学分，而几乎所有的学分都是因为课程的学习而获得的。而学生在高校读书期间印象最深刻的也是教学效果最好以及教学效果最差的教师，说明课程学习对学生的深远影响。由此可见，课程教学质量的优劣直接影响到人才培养质量。高校要想提高教育教学质量就必须重视课程教学的质量，而课程教学的质量，关键在于教师，尤其在于教师的教学方法，采用学生乐于接受的方法教学，必然达到事半功倍的效果，反之亦然。近些年各高校非常重视教学方法的改革，也正说明了教学方法的选择对教学效果的必然影响。

（四）高等教育大众化和信息化的必然要求

高等教育大众化是国际高等教育发展的趋势。所谓高等教育大众化，通常指一个国家大学适龄青年中接受高等教育者所占的比例达到15%及其以上。近年来，随着高校逐年扩招，我国高等教育逐步迈进大众化阶段，在校大学生的人数剧增，导致原有的教育教学资源严重不足，高校生源的素质差距明显扩大。大众化教育阶段对人才的培养更多的是面向社会多样化的需要和市场需要，这无疑对高校传统的教学方法带来了强烈的冲击。传统大一统的单一的教学方法忽视了学生的个性差异，已不能满足培养目标多样化的现实需要，必须进行改革。

20世纪90年代以来，以国际互联网为标志的第二次信息革命对高等教育的发展产生了革命性的影响，使高等教育在思想观念、体制、结构、内容、形式、方法和技术等方面面临着一场革命。高等教育信息化的特征主要表现为教育思想观念的现代化、教育时间终身化、教育空间网络化、教学交互化、教育内容数字化、教育资源共享化、教育技术智能化、教育个性化、教育对象全民化、教育系统开放化、教育国际化。高等教育的信息化打破了传统教育中"教师中心、教材中心、课堂中心"的思想束缚，使教学由原来的单向灌输改为双向交流，强调师生之间的民主平等地位及相互的交流和协作，鼓励学生独立思考和创造性学习，使学生真正成为学习的主人。这与传统的以教师为中心、知识灌输型的教学方法是相悖的，因此，高校课堂教学方法的改革是高等教育信息化的必然要求。

（五）课程目标的改变

课程是培养目标得以实现的中介。培养目标的改变，必然要求课程进行相应的改革。因此，不同时代背景下社会对人才的不同要求便成为了课程改革的永恒动力。当前，中国正在进行计划经济向市场经济、农业经济和工业经济迈向知识经济这两大富有深远意义的转变，这"两大转变"深深地影响了社会所需人才的规格和类型，加速了人们知识观的变化。由"专才"向"通才结合"的转变，由"适应性人才"向"创新性人才"的转变是现在大学生内心的需求。

高等学校的培养目标是高等学校工作的出发点和归宿。高等学校的一切工作，都是为了实现培养目标而组织和进行的。高等学校的各项工作必须深刻理解培养目标的精神实质和具体要求，才能按正确的方向有效地提高教学教育质量，为社会培养合格的建设人才。同时，也才能为学生的自身高层次发展提供平台。

高等学校的培养目标既是高等教育目的的体现，又是在具体的过程中落实了高等学校专业培养目标。同时，高等学校的培养目标在实际落实的过程中也必须转化为课程目标。高等学校的培养目标是指把受教育者培养成为一定社会需要的人才的基本要求，它规定了人才的基本规格和质量标准。对任何专业来说，高等学校的培养目标是随着不同历史时期的要求和社会的发展而变化的，而一定的培养目标总是要求一个与之相适应的高等学校课程目标，并且，该高等学校课程目标应能全面体现培养目标所要实现的宗旨。因此，高等学校的培养目标是高等学校课程的设计之纲。

另一方面，高等学校的培养目标是人才定向、课程调整的重要杠杆，也是学生自身未来发展的设计坐标。高等学校的培养目标不仅关系到高等学校课程内部课程配比的综合功效和结构比例，同时也决定了高等学校课程内部课程设置的广度和深度等因素。因此，高等学校培养目标是高等学校课程结构发展与变革的根本依据。

教学方法改革是高校教学改革的重要内容，高校应该把教学方法的改革作为全面推行教学改革的重要突破口和切入点。教师是教学的执行者，在教学中处于主导地位，教学方法的创新关键在于教师的作用是否得到充分发挥，教师的现代教学理念是否真正树立起来。尽管一些教师对教学方法创新有一定的认识，但真正付诸实践的却为数不多。虽然教师选择教学方法的首要考虑因素是课程内容及学生的发展水平；但在组织教学内容、组织教学活动时，在传授知识与培养能力的时间分配上，更加注重知识的传授。大多数高校的教师在主观上注重学生能力的培养，但在实际教学过程中还是以课程内容为主导。传统的教学方法依然是高校教师的首要选择。我们知道传统的教学方法具有本身的优点，但同时也存在着一些弊端，不利于促进学生能力的培养。这些都反映出高校教学方法的创新具有必要性。

三、高校教学方法研究的重要意义

教学方法是课堂教学中活跃而重要的因素。它既是体现教师主导作用的重要渠道，又是影响学生发挥主体作用的关键因素。教学方法是否得当，关系到教学质量的高低和教学效果的好坏，影响到人才培养的质量。教学方法对完成教学任务实现教学目的具有重大意义。当确定了教学目的，并有了相应的教学内容之后，就必须有富有成效的教学方法。否则，完成教学任务、实现教学目的就要落空。由此可见，教学方法，就一定意义来说是关系着教学成败的重要问题。

方法名称是对教师或学生的工作形式及学习特征的高度概括。根据教学方法的名称，可以判断教学过程参加者的活动方式。教学的成败在很大程度上取决于教师是否能妥善地选择教学方法。知识的明确性、具体性、根据性、有效性、可信性有赖于对教学方法的有效利用。乌申斯基从教学方法能影响思维过程，影响学生求知主动性的观点出发对之做了详细的研究。教学方法对于学习技能和技巧，特别是学习实际应用知识的技能起着重要的作用。洛克早就肯定地说过，任何东西都不能像良好的方法那样，给学生指明道路，帮助他前进。

当前科技的进步，生产的发展，社会主义祖国的富强，都要求各项工作，讲求效益，提高效率。教学工作，同样要求讲求效益，提高效率，但不能简单地依靠增大教师劳动强度和增加学生课业负担来提高教学质量。研究和改进教学方法，这对工作中少走弯路，用较少的时间、精力和物力取得最佳的教学效果，是具有重要意义的一环。

用什么样的教学方法教学生，对于把学生培养成为什么样的人，也具有重要作用。教师的教法制约着学生的学法，同时对学生智力的发展、人格的形成具有重要作用。教师的教学，经常采用注入式的教学方法，课上教师念笔记，学生必然要采取死记硬背的学习方法。课上教师讲授，学生听受，不给学生以独立思考与独立活动的机会，学生就会缺乏主动性、独立性和创造性，就很难培养出一批勇于思考，勇于探索，勇于创新的人才。

（一）有助于高校教师加深对创新重要性的认识

教学方法的创新既是时代发展的要求，也是高校培养创新型人才的要求，还是提高教学效果的必要途径。高校教学内容的广博性、高深性以及不确定性，对高校教师运用教学方法提出了更高的要求：怎样教才能既保证把抽象、间接的基础理论系统性地传授给学生，同时又保证有效地启发、激励学生主动地去思考、发现和创新，这是高校教师在高校教学过程中始终必须关注的问题。本研究通过对高校教师教学方法创新研究，加深了高校教师对教学方法创新重要性的认识。

（二）有助于丰富高校教师教学方法的相关理论

随着我国高等教育大众化的发展，教育质量问题越来越受到人们的广泛关注。目前国内关于高校教学方法的专门论著还比较少，研究者对高校教学方法的研究所涉及的面比较广。诸如：高校教学方法改革的必要性研究、高校教学方法改革趋势的研究、高校教学方法的国际比较研究，具体教学方法的应用研究等等。本研究针对目前我国高校教师教学方法的现状，进而探寻我国高校教师教学方法创新的途径。

（三）有助于引导教师进行教学方法创新研究

高校教师教学方法研究的目的，最主要的是引导高校教师进行教学方法创新。通过本研究，高校教学领导者能够比较清楚地了解到目前教师教学方法创新中存在的一系列问题，这样有利于他们从宏观的层面上把握本校教师教学方法创新的现状，通过结合本校教学的特点，更好地引导教师进行教学方法的创新，提高教学质量。

（四）对在教学方法方面的创新具有现实意义

采用理论与实践相结合的方式，有理论有例证，更是列举了多种的教学方法方便教师在课堂教学中根据自己的风格和需要选择使用。从教师自身出发了解教学方法的现状，具有现实的可操作性，能够比较真实地了解目前我国普通本科教学方法及其创新的现状，激发广大学者以及教育工作者进一步厘清影响教学方法创新之因素，激励他们提出我国普通高校教学方法创新的相关措施。

因此教学方法的改革，既是教学思想观念的问题，又是重要的实践问题。如果教学方法的改革不能有突破性进展，培养创造性人才的目标是难以实现的。特别是在扩招后，教师任务重，要想保证教育质量，研究教学方法是非常必要的。能否培养出具有创新能力、能够迎接新时代挑战的人才，关键在于对传统僵化的教学方法的改革。只有进行教学方法的研究和改革，才能使我国的高等教育真正纳入国际化的行列，才能更好地培养出创新型人才进而迎接知识经济时代的挑战。

四、高校教学方法改革的三大转变

高等学校的首要社会职能和根本的社会价值体现在于培养人才。为国家培养大批创新人才是高等学校的根本任务。高等学校要培养创新人才，必须进行人才培养模式的改革，包括培养目标、课程体系与教学内容、教学方法与手段，教学评价等方面的改革，其中教学方法的改革是人才培养模式改革一个重要方面。教学方法的改革不只是简单的教学手段、技艺的改革，它涉及到教育教学观念、管理体制、政策环境等一系列与人才培养相关的问题，高校教学方法改革是人才培养模式改革的一个重要内容。

　　教学方法改革是一个系统工程，教学方法影响着学生知识的获得及合理的智能结构的形成，对学生思维多样方式的培养起着至关重要的作用。改变教学方法的理念、方式和主体是教学方法改革的重点。创新型人才的培养需要从教学方法的理念、方式和主体上进行根本的转变。

（一）在理念上，从"教给学生知识"向"教会学生学习"转变

　　教学方法是为教育目标制约并为实现教育目标服务的。传统的教学注重知识的传授，主要是教给学生知识，所谓的"授之以鱼，非授之以渔"形象地描述了这一教学方式。创新型人才的培养在知识保障系统方面，需要更多具有迁移价值的方法论知识（"如何捕鱼的知识"），在思维系统方面也需要学生具备多样的思维。因此，从"教给学生知识"转变为"教会学生学习"是创新人才培养的基本要求。"教会学生学习"指教师在教学过程中不仅要教会学生掌握系统的知识，而且要教给学生获得独立地学习与更新知识的方法与能力。我国著名教育家叶圣陶先生早就提出的"教是为了不教"的教育思想，实现课堂教学方法的这一转变，才能实现叶圣陶先生的这一教育思想。

（二）在方式上，从注入式教学方式向启发式教学方式的转变

　　注入式与启发式不是两种具体的教学方式，有着根本的不同。注入式教学，在教育目标上重知识教学忽视能力培养。在教与学的关系上，将教师权威绝对化，而将学生视为被动接受知识灌输的知识仓库和存储器。在教学方法的运用上采用单向的"填鸭式"强制灌输，忽视学生积极性的调动及学生独立学习活动的组织和学习方法的指导。在这种思想与方法下，只能教会学生模仿和记忆，而压抑学生学习主动性、积极性的发挥，使学生学习的独立性、创造性难以得到发展。

　　启发式教学，在教育目标上强调在传授知识的同时重视能力的培养及非智力因素的发展。在教与学的关系上，在肯定教师主导作用的同时，强调学生既是受教育者或教育的对象，又是具有主观能动性的认识主体。因而在教学方法的运用上，首先，着眼于调动学生学习的积极性与主动性，使学生处于积极的状态；其二，将教学活动的重点放在组织与指导学生的独立学习活动上，并不断提高学生学习的独立性程度与水平；其三，注重学习方法与研究方法的指导；其四，注意教学方法的多样性与灵活性及各种教学方法的相互配合，发挥教学方法的综合效应。

　　由于历史形成的习惯势力及现实的基础，注入式教学广泛存在于我国的高等学校课堂，要"教会学生学习"，必须转变注入式教学为启发式教学。

（三）在主体选择上，从以教师讲授为主向教师指导下的学生独立的学习与研究为主转变

　　从"教会学生学习"与启发式教学出发，在教学方法的主体选择上要实现从

以教师讲授为主向教师指导下的学生独立的学习与研究为主转变。

教师指导下的学生独立的学习与研究为主的教学方式是指在课程教学过程中由教师创设一种类似科学研究的情境和途径，指导学生通过类似科学研究的方式主动地获取知识，应用知识并解决问题，从而完成相关的课程学习。教师指导下的学生独立的学习与研究为主是以认知活动为线索，以分析、综合、抽象、概括、推理及判断等思维活动为核心，贯穿于教学活动的各个环节和各个方面的一种教学方式。它是把科研引入教学过程的做法，促进学生由学会学习到进入科研，独立地进行思考、分析、判断和解决问题，由自学达到治学。它有助于培养学生具有主体性的认知、表达、操作和创造能力，能体现出学生的主体性、能动性和创造性。

教师指导下的学生独立的学习与研究为主的教学方式，通过教师和学生两个维度实现，包括教师的指导和学生的研究性学习。教师指导学生围绕一些专题提出问题、分析问题和解决问题，在获取知识的过程中贯穿科学研究的方法，如布置专题讨论题、组织模拟辩论赛、写调查报告、查阅资料、归纳总结等。学生主要进行自主性学习，在教师的指导下，选择课题进行研究，在完成课程教学要求的过程中感受和体验科学发现和创造的全过程。这一教学方式，能较充分地体现教师的主导作用和学生的主体地位。

教师指导下的学生独立的学习与研究为主的教学方式，教师本着研究性学习的理念对课程的教学目标、教学内容、教学方式、教学过程和评估以及非教学环节的学生活动等进行全面设计，然后是激发学生去思考、设计、总结和报告。教师的角色从传统教学模式中的"传道、授业、解惑者"向"设计师、引路人、推进者"转化，教师不再是课堂的操纵者、控制者，而是学生学习的促进者、推进者和辅导者。教师由知识的输出者逐渐转变为学生自主学习的指导者，由独立的劳动者逐渐转变为合作者。学生由被动的学习者变成主动的学习者，由被动地接受知识变成主动学习。师生间的交流与合作使师生关系从正式的、刻板的、权威性的转变为非正式的、平等的关系。

教师指导下的学生独立的学习和研究为主的教学方式是师生共同探索知识的求知过程，也是师生围绕问题共同展开对内容的确定、方法的选择以及为解决问题而相互合作与交流的实践过程。其教学过程具有教学组织的开放性、教学方式的自主性、教学内容的综合性和教学活动的实践性等特点。

教师指导下的学生独立的学习和研究为主的教学方式，教师原有的知识权威优势不复存在。在教学中要设计教学情境，在学习过程中给予学生适当的指导，尤其是要把握指导团队工作的技巧，对教师来说是新的挑战。它对教师的知识结构、工作经验和工作能力都提出了比传统教学方法更高的要求。要求教师不仅要有扎实的专业功底，广泛的认知范围、全面的知识结构，还需要有最新的教学理念，较强的课堂组织能力和课程驾驭能力；学生在学习过程中，需要在课外查阅大量的资料，在课程的学习中不仅要学习知识，还要掌握学习知识的能力，同时还要学会分析问题的思路和解决问题的方法。这对于习惯于被动接受知识的学生来说，也是一个巨大的变化，需要跨越心理界限，转变学习心理与学习习惯，才能真正地参与到整个学习和教学的过程中来。

从"教给学生知识"向"教会学生学习"转变，从注入式教学方式向启发式教学方式的转变，以教师讲授为主向教师指导下的学生独立的学习与研究为主转变，既是一种教学方法理念、方式以及课堂主体的转变，更重要的是高等教育教学提高培养质量的理念与方法的改革，这些转变和实施，对高等学校培养创新人才将具有重要的意义和作用。

五、高校教学方法改革的保障措施

教学方法的创新是一个系统工程，不可能一蹴而就，必须坚持与之配套的改革措施。教学方法的创新不可能依照一张现成的"蓝图"去进行，犹如一项"游程"，它只是一个总的目标与方向而没有一个硬性"规定"，需要多个方面综合。高校教学方法改革的成功必须有一套科学合理的配套措施。在一定保障措施的基础上，按照新世纪建设创新型国家的要求，构建与创新型人才培养体系相适应的教学方法。

（一）要从根本上树立"以学生为中心"的教育理念

教育人本化既是知识经济时代的需要，也是高等学校实现可持续发展的前提和保障。高校中为"本"的"人"应该是学生，培养学生是高校存在和发展的基础。特别是在市场经济条件下，高等学校成为"教育消费"产品的生产者、提供者和经营者，高等学校必须重新认识到，学生的发展与教育的关系在于：学校教育不再是发展的手段或作为生产性的手段，在学校教育中，教育应看作是学生发展的一个基本内容和目标。学生不再是课程教学的工具，而是课程教学的主人。课程改革本身的目的就在于关注每个学生的个性特点，使每个学生在课程教学中能够充分学习、学会学习与发展，促进个体社会化。

（二）确立与高等教育大众化质量观相适应的高校课程

教学方法改革目标高等教育提供两种产品，一是提供"课程"供学生消费；二是提供毕业生供社会消费。所以课程和毕业生质量及信誉就是高校经营追求的主要目标，与经济社会发展，特别是与高等教育大众化相适应，形成高校的品牌。

1.课程教学方法改革目标适应高等教育大众化的质量观

大众化阶段的高等教育质量观是社会活动主体素质提高的必要途径，是相对的。因此，它并不受限于某一固定的或绝对的知识水准，而是着眼于每一个人在原有的基础上知识结构、文化价值观、理解和解决问题的能力的提高。而这种提高本身就是一种质量；大众化阶段的高等教育质量观是多元质量观，要求用一种开放式的、灵活的教育体系保护和发展学生的差异和个性。只有这样，才能使理论型的、思辨型的、学术型的、设计型的、应用型的、管理型的、经营型的等各类学生都充分发挥自己的天性，成为具有特色、特长的创造型人才。高校课程改革应适应高等教育大众化的质量观，为学生全程提供优质课程，尊重学生的差异性、多样性和创造性，最大限度地满足学生发展的需求。

2.确立培养学生"学会学习、学会创造"的课程教学方法改革目标

培养学生学会学习、学会创造是知识经济时代的要求所致。课程教学是终身学习的基础，学校课程教学不仅仅是为了增进知识，还要使学生通过学校的课程教学过程学会学习，为将来终身学习打下基础。但是，学会学习不等于学会创造。学会学习是在强调基础知识和基本技能基础上的方法论延伸。在知识经济时代，知识除了书本上的基础知识，更需要包括收集、分析和使用信息等较高的思维能力。课程教学的使命是使每个学生发展自己的才能和创造性潜力。由此，课程内容的变化，在掌握书本知识的基础上，提高学生综合运用知识解决问题及创新发展的精神与能力应成为重点。

3.满足学生个性化发展的需求，建立"课程超市"

课程的内容、活动、安排应注重学生的不同认知方式和个性特征，由此从适应学生的不同认知方式和个性特征来调整教师自己的教学策略，将正确的知识和观念内化为学生自己的知识系统和观念系统。通过推进教师和学生的关系方式变革，联结教师与知识、学生与知识的关系，调整教学策略，提高教师对学生不同认知理解能力的理解程度，以及教师对于学生批判性思维和创造性思维的能力培养，实现以学生发展为本的课程观。建立"课程超市"是满足学生个性化发展需求的有效途径。建立"课程超市"的理念是：学生是顾客，学生交了学费是来消费学习资源的，而课程是他们的最主要的消费品。顾客在消费品面前有权利挑选理想的物品，店家应该提供丰富的商品以供消费者消费。

（三）建设高水平的教师队伍

推进高校教学方法改革、科学合理的教学方法的实施，必须依赖于教师知识水平、教学才能和教师的素质。新技术的发展改变了知识的传播方式，要求教师具备利用先进技术的能力，要求教师以平等的、谦虚的态度来组织教学活动，要求教师具备教育学和心理学的知识，具备引导和启发学生提问题的能力以及穿针

引线的支持能力。为了适应新形势下教学的需要，每个教师必须努力提高和加强人文素质修养，掌握创造思维方法，提高管理能力。教师应该拓宽专业知识面，具有高水平的学识。教师要认真学习教育理论和心理学，提高教育理论素养。同时，教师要不断学习新的知识技能并运用于教学实践中。面临教学困难时，教师要运用自我归纳概括能力并参考有益的信息进行分析判断，做出冷静、正确的处理，以谋求教学理论的发展。这才是一个符合时代要求的合格教育工作者，才可以担负起培养创新型人才的重要任务。

教学方法的改革是社会变革与教育教学发展所提出的客观要求，当代教师要深刻感知社会发展、科学发展给教育带来的影响，具有强烈的改革意识。教师要本着责任心和使命感，大胆探索，勇于创新。学习国际上先进的教育思想和方法，运用于自己的教育工作中，而且还要研究当代教育的新问题，创造性地丰富当前教育的新观念、新内容、新方法。要以发展个性、培养人才为目标，在教学中探索对学生创新意识和创新能力的培养。总之，要把社会对教育改革的紧迫要求，转变为教师内心的强烈意愿，再把这种意愿贯彻到创新型人才的培养中去。

（四）加强教学管理，完善教学制度

高校教学方法的改革和创新仅靠教师群体的自发自觉是远远不够的，它需要学校、教师、学生等各方面通力合作。高校教育行政部门应制订创新型人才培养的战略计划及其实施方案，采取切实可行的政策措施，充分地调动教师和学生的积极性，推进教学方法改革，进一步优化教学方法。

1.建立科学合理的教学管理

教学方法的创新是与良好的创新环境离不开的。如何营造良好的创新环境，极大地调动教师的创新积极性，显得十分重要。营造高校教师教学方法创新研究所需要的良好环境，需要合理的教学管理，需要高校教学管理层的努力。

第一，要转变观念，发挥领导的作用。高校领导、教学管理部门要从培养创新型人才的战略高度重视教学方法改革，进一步转变教育教学观念，把"以教学为中心"、"以学生为主体"、"教学质量是学校的生命线"等观念落实到实处，改变重科研轻教学、重规范管理轻方法创新的工具主义的做法，制定有利于调动一线教师进行教学方法创新积极性的政策、大力营造提倡教学方法改革的氛围，加大力度，全力推进教学方法的改革与创新。这要求各高校有关领导要亲自抓教学方法的探索、实践和创新工作，并把它当作一项重要任务来落实。在公开教学、观摩教学和教学效果评比活动中，要把教学方法的创新当作一项主要指标。要想方设法调动广大教师从事教学方法创新的积极性和主动性，并在经费上给予必要的资助，同时也要深入到广大的学生群体中，了解他们对教学方法的认识，鼓励他们参与到教学方法创新活动中。

第二，处理好教学与科研的关系。高校教学管理中存在的问题，以教学与科研难以协调的问题尤为突出。就教学与科研而言，高校的教学领导者应处理好两者的关系。大学教学应体现教学与科研相结合的原则。教而不研则浅，研而不教则空，高质量的教学离不开高质量的学术研究；同样地，高质量的学术研究也离不开高质量的教学。教师的情况有异，在对待教学与科研的关系上应该有所区别。在进行职称、业绩评定时，应处理好教学指标与科研指标之间的关系。这样才能有效地促进高校教师教学方法的创新。教学管理中还存在着其他的问题，主要表现在：岗位津贴与课时酬金分配的问题；高校教师教学方法创新的风险问题；教学方法创新的资金支持问题；高校基层教研组织及活动不健全的问题等等。创建科学合理的教学管理，有助于教师教学方法的改革与创新。

2.建立和完善学校管理制度

教学管理制度的健全是促进高校教学改革、实现其最终目标的必要保障。学校要采取根本性的鼓励政策与措施，真正树立起重教风气，围绕"教学方法改革"这个核心，完善管理机制和配套措施，特别在教师考核、职务评聘、晋级、奖励等方面，更要体现"教学方法改革"这个核心。要针对教师的教学改革工作，完善教学评价体系，在学生考试与成绩评定、教师质量评估等方面，都应从适应、支持和促进教学改革的角度重新考虑，加大改革力度，采取一套新举措，尽快完善与教学改革相配套、行之有效的管理机制，为教学改革充分创造有利条件。

3.增强教学设施建设

教学方法的创新，必然涉及到方法创新的物质技术条件和创新方法的应用环境问题。必须结合教学的长远发展规划，配备必要的教学方法创新的硬件，以及新教学方法使用的环境。还有教学设施建设要合理设计，保障新教学方法的有效实施。随着教学方法的创新，随之而来的是应用环境的问题。如何对方法的应用环境进行设计，充分发挥设施功能。在条件许可的情况下，可以组织教师进行教学软件的独立或联合开发。

因此完善管理制度和配套措施，是保障高校教师教学方法创新的有效措施，直接影响到广大师生主动参与教学改革的积极性和持久性。

（五）改善教学环境

改善教学环境，必须重视现代教学技术的完整配套。现代教学技术的应用是现代教学发展和教学方法改革的方向和重要标志。通过现代教学技术的应用，教师应该真正实行以讲授为主向以辅导为主转变，从全体学生学习相同内容的教学方式向每个学生都可以自主选择学习材料和学习方式转变，最大可能地扩大教学内容的传递方式，并切实沟通课堂与外界环境的联系。信息时代的教学方法和教学手段已经有了突破性的发展。远程教学、多媒体教学等现代化的教学方法和手段使教学更加生动活泼，更具直观性。高校教师必须善于运用各种现代的、有效的教学手段，创造性地掌握教育理论和技巧，完成教育任务。此外，加强教师以及相关教学管理领导的教育科学理论知识尤其是高校教学方法的培训力度，做好定期或不定期的培训工作，改革与完善相关的教学管理体制，加强教师师德的建设工作，增加教育投入，改善教学环境等等。这些是高校教师方法创新的有效途径。

（六）建立激励机制

教学是高校教师的首要任务。在影响教师教学方法创新的诸多因素中，开展教学研究的回报率低是首要的因素。因而，要充分调动教师的积极性，需要建立促进教学方法创新的激励机制。

激励是以人本理论为基础、以人为中心的管理活动，它追求管理活动的人性化。机制是以对系统各要素内在关系的认识为基础、强调人的行为的理性层面，它追求管理活动的制度化。激励机制定义：在组织系统中，激励主体与客体之间通过激励因素相互作用的方式。激励机制理论就是以制度化为基础，以人为中心的人力资源管理理论。激励的基本任务就是调动下属的积极性，激发他们的创造性和主动性。

只有以教师为本，建立行之有效的激励机制，才能实现教师内在价值向外在价值的转化，达到内外价值的高度统一，才能激发教师催人奋进的工作动力，创造性地进行工作。激励是动力之源。建立健全令人心动的教学激励机制，是调动教师积极性和创造性，大面积提高课堂教学质量的必要措施。

（七）科学的课程教学效果评价

1.建立动态的高校课程评估指标体系

在以往高校整个办学过程中除了由于科类性质不同而导致高校之间在教学内容与教学方法上的某些差异外，各高校的教学管理以及运行机制等方面基本上是相似的。相同专业课程设置比较相近，对这种形态相近的评估对象，教育行政部门可以从宏观上用比较统一的评估指标体系去评估高校的课程，在当时这样获得的评估结果也能比较客观地反映高校课程的真实情况，有关部门由此而提出对高校课程改革措施也有较强的通用性，并易为大多数高校所接受。但是，在初现端倪的知识经济时代，高等教育发展对高等学校提出了新的要求，为了适应社会和经济发展的需要，高校的发展也呈现办学模式多样化趋势，特别是随着高校办学自主权加大，各高校加大了专业结构调整，教学内容和课程体系的改革，由此而产生的学校教学管理和运作方式也必然呈多样化趋势。教育主管部门就很难再用统一的评估指标体系去评估如此纷繁的学校课程了。不仅不同科类的学校不好用统一的指标体系，即使同一类型的学校，也有国家办、集体办、民办的区别，恐怕也不能用统一的指标体系去评估了。否则，评估结果失真的情况可能比较严重，评估意见也会缺乏普遍的指导意义。因此，应尽快建立动态地适应各类学校的评估指标体系，以满足不同时期、不同科类、不同办学形式高校课程评估工作的需要。

另外，学校的课程是一个连续变量。随着时间的推移，这个变量前后可能会有很大的差异，甚至连反映课程水平状态的表征也有很大的变化。如，就高等学校来说以前评估学校的课程，主要从教学条件、教师队伍建设、教学效果和教学实施过程等方面去衡量。现在人们的教育观、质量观、人才观和知识观发生了变化，必须增设相应的评估指标，才能比较真实地反映高校课程质量和课程水平。

2.确立公认化的高校课程评估标准

长期以来，受计划经济体制的影响，对学校如何适应市场的需求缺乏研究。这种状况在课程评估的理论与方法体系中也有反映，不少学校的课程评估结果与社会各界反映相悖便是明证。出现这种现象的原因，表面看是因培养单位与用人单位人才观的不一致而导致评估指标及指标权重分配的分歧，如学校比较重视学生的基础理论，用人单位比较看重学生的实际技能；学校比较强调课程设置的稳定性，而用人单位则更需要课程设置的灵活性等等，实质是课程评估标准缺乏公认性造成的。以往课程评估的标准有两种确定办法：其一是对硬指标，主要依据教育主管部门（国家教育部）的有关规定确定，如教育目标、人才规格等；其二是对软指标，主要由评估组织者根据课程教学要求确定，如教学内容、教学态度、科研水平、学生学业成绩等。无论哪一种确定形式，都还属于教育系统内部自我认定的范畴。这种自我认定标准的评估结果往往难以得到市场的认同，常常出现教育部门和学校认为办得好的专业和课程，却很少有人选学。至于这种标准的国际化程度更不理想，高校的课程质量、专业水平、学位资格往往得不到国外的承认，严重影响我国教育与国际的接轨。要提高课程评估标准的公认性，就必须彻底冲破目前评估标准自定型的封闭状态，建立一种真正反映教育活动社会价值开放的标准构建模式。

3.突显多元化的高校课程评估主体

高校课程评估中，评估主体的组成至关重要。从评估目的的确定、评估指标的选择、指标权重的分配、评估信息的收集、评估标准的确定、评估结果的获得，直到评估结论的处理和解释，每个环节都反映和体现在评估主体的价值观念和行为取向中。以往高校课程评估的主体构成是单一的，即教育管理部门，有时即使邀请少数专家参与评估活动，也是在教育主管部门制订好了评估方案之后，请他们画画圈、打打勾，其实，在整个评估活动中，他们难以起到主体作用。所以，目前高校课程评估的指标体系单一化倾向和评估标准的自定型倾向，从根本上说是由于评估指标体系单一性造成的。如果说，这种主体单一性在高度集中的计划体制下还有其合理的地方，那么，在社会主义市场经济体制逐步完善，知识经济初现端倪的信息时代，就显得很不合理了。要改变这种状况，就必须重新界定政府的角色，并对评估的主体进行结构性调整，变单一的官方机构为政府参与、市场主导、教师和学生代表参加的多元化评估主体。只有这样，才能使高校课程评估突破传统模式，获得新的生机。

4.转变单一的高校课程评估模式。

从过去的鉴定性评估转向发展性评估。发展性课程评估是以课程的主体性发展为目的的评估，课程的主体性包括课程理论和实施课程教学的教师。因此，发展性课程评估是指评估者和评估对象彼此建立互信关系。这种课程评估，能充分使课程和教师自我发展、自我完善和自我提高。教师也能及时纠正自己在课程改革和教学工作中的缺点，发扬自身的优势，促进自身的不断发展；这种课程评估还是一种注意课程和教师内在价值的评估，它可使教师通过内心的体验调整自己的工作方向和目标，效率化地开展通向成功的教育教学活动，减少对评估工作带来各种不必要的压力。

第二节　课堂教学方法的实践运用

一、现代教学方法改革的新举措

（一）重视教学中的师生互动

传统教学以教为重心，以传授知识为重心，现代教学方法的改革则要求以学为重心，发展智力，培养能力为重心。传统的教学方法以教师为中心，只注重教师的教，不研究学生的学。针对传统教学的这一弊病，国内外的教学改革都把重心从"教"转移到"学"，从传授知识转移到发展智力，培养能力。教育观念的这一变化，引起了教学方法的改革。注重调动学生的积极性，激发求知的欲望，使之不仅能学到知识而且学会独立获取知识的方法。这是培养新时代的人才的需要。

（二）突出"启发式"教学

相对于"灌输式"，"启发式"具有这样几个特点：一是强调学生的积极思考和实践活动，把握学生学习的内在因素；二是强调教师的主导性和学生的主动性的统一；三是确认学生学习的主体。"启发式"所具有的这些性质和特点，就决定了不能把它当作具体方法来看待，而应该作为素质教育过程中整个教学方法体系的指导思想。实施素质教育要求教学方法必须彻底贯彻"启发式"精神，最大限度地调动学生的主观能动性，使他们真正成为学习的主人。

（三）强调教学方法的多样化

传统的教学方法单调而枯燥，把生动活泼的教学活动局限在单一的模式中，束缚了学生的发展。现代教学的改革涌现出众多的教学方法和方式，既有以教师讲述为主的"传授式"，又有以学生探索为主的"发现式"；既有按程序化教材进行学习的"自动式"，又有创设环境，激起情绪的"情景式"等等。在教学领域里是一样，采用多种多样的教学方法可以使学生的能力得到全面的锻炼，兴趣爱好得到良好的发展，更有利于达到社会所期望的目标。

（四）打造教学手段的现代化

传统教学以语言、文字为传递信息的主要媒介，因此，在很长时期内，黑板和粉笔成为教学活动的主要手段。但是，现代教学方法改革的一个明显特点，就是教学设备越来越先进，教学手段的现代化水平越来越高，程序教学机、电子计算机、电影、电视录像及其他多功能、多媒体的现代化科学技术设备在教学中被越来越多地使用。这些现代化科技设备作为教学手段运用于教学方法改革过程，不仅使得教学内容更加生动形象，而且使学生的智力得到充分开发。同时还可以使多种教学方法有机地结合起来，教师选择最优的教学方法进行教、学生选择最优的学习方法去学、师生的积极性得到充分调动，从而获得最优的教学效果。

大量的高校教育实践活动表明，教学如果缺少了适合学生特点和教材内容的教学方法，教学效果就差，教学任务就很难完成。可见，高校教师正确地选择和不断地改革教学方法，是教学过程中至关重要的事情。

二、选择课堂教学方法的原则

课堂教学方法的选择是决定课堂教学效果和效率高低的一个重要因素。有关课堂教学的方法不胜枚举，因为教师面临着一个重要又困难的问题，那就是如何选择合适的教学方法。教师在考虑到教学方法自身因素，学科特点和教学内容，学生实际情况，教师本身素质和个性等因素的同时，将各种教学方法进行优化组合，使各种教学方法互相配合、互相支持，才能用这些方法在教学中发挥积极有效的作用，达到最好的教学效果。在优化、选择课堂教学方法时必须遵循一定的原则。

（一）重视讨论和交流

对于课堂教学来说，效果最好的方式不是传统的单向传授，更应该加强教师和学生之间以及学生和学生之间的讨论与交流。灵感与灵感的碰撞，产生的火花不但是绚烂美丽的，更可以创造奇迹。

教师在选择课堂教学方法时应重视教学过程中师生、生生之间的交流。教师们用讲授法来教学的时候，不要一味地受限于教材，更要及时地把自己的科研成果以及最新的科研信息或者自己的心得体会甚至是经验教训讲给学生听，让学生在接受知识的同时，随时参与科研，讨论科研，用学生广阔的思维打开教师的教学和科研思路。教师可以根据课程需要要求学生个人独立或由学生小组合作，根据听课笔记，整理出比较完整的教学讲义或专题报告交给教师，并拷贝给同学们使用。这就要求学生必须把教学内容以及所涉及的问题真正搞清楚。同时，把课堂讨论、交流的内容作为成绩评定的重要依据。

对于学生来说，课堂讨论是课程学习的重点和难点，又往往是各类考试的主要内容，因此学生不得不花许多时间和精力去准备，也能全身心地投入讨论。通过讨论，可以让学生相互交流各自的学习情况，介绍自己的分析和研究成果，使学生能相互启发、相互促进，从知识运作、技能训练、语言表达、归纳总结等方面得到充分的锻炼和表现。教师参加学生的这种讨论也主要是提出问题、设置障碍、启发思路和引导争论而不是"抱"着学生走。在讨论过程中，教师可将学生的不同观点分列在黑板上，及时跟踪记录争论的问题，使学生通过争论后得出各方都能接受的结论。课堂结束前，教师要进行简短的总结，提出自己的看法，并说明这种看法的理由供学生参考。

通过课堂讨论这种方式教学，使师生之间、学生之间的交流更加密切，思维更加活跃，培养了学生探究问题的兴趣、自学能力和独立思考的能力。

（二）重视合作学习

现代社会要求人们在进行激烈竞争的同时，又要进行广泛的合作。现代教学也愈来愈强调学生之间合作的重要性。"合作学习法"就是一种具有"合作"特点的现代教学方法。"合作学习"不排斥竞争与个体化的活动，而是将其纳入合作学习的过程之中。学生间的合作不仅能有效地提高学习成绩，而且能有效地改变学生的学习态度，帮助学生正确认识自己和他人，培养正确的竞争观、合作观，使智力因素与非智力因素和谐发展。"合作学习"以小组活动为主，其活动特点是"组内合作，组间竞争，各尽其能"。如国外有一种交错搭接的合作学习法。它将程度参差不同的学生混合编为小组，先让各小组阅读所要学习的材料，了解内容，然后组内的每个人分得学习材料中某方面的内容，并要对这部分学习材料承担起

"专家"的任务。在每个人熟悉了各自的材料后，各组接受同一材料和任务的学生再合起来组成一个话题小组，就所承担的内容进行对话。然后各自回到所在的小组去担任该方面内容的先生。目的是让所有成员都能接受和消化所要学的全部材料，并通过考试。考试结果标志着小组每个成员的努力，也标志着小组每个成员的整体成绩。这种教学方法会使小组每个成员不但期望自己的伙伴努力，而且自己也会加倍努力。它大大刺激了学生的学习积极性，能有效地帮助师生完成教学任务。

（三）重视探究和创新精神的培养

重视培养学生的探究精神和创新精神是现代教育的重要思想，也是世界各国教学方法改革的一个重点和趋势。创新教学强调问题是新理论、新技术产生的基础，是知识转化为能力和知识的潜在价值转化为现实价值的桥梁。培养学生的探究精神和创新精神不仅要改革课堂教学方法，同时要在教学过程中注入启发式的教学思想，还应建立与之相适应的考核方式。在加强理论课教学的时候，更重视实验课的教学。

要培养学生形成问题意识，综合利用知识，以灵活创新的思维活动、求实创新的实践活动去尝试错误、克服困难、解决问题的能力，应该重视学生参与科研的程度，使学生掌握科研的基本知识，培养学生的研究兴趣，提高研究意识与研究能力，为日后的科学研究打下扎实的基础。

在课堂上，教师也积极鼓励学生形成问题意识，进行批判思维。教给学生正确的观点、意见、或证据，并做出自己的判断或决定，将大大有助于学生获取真知。主张用组合技巧，如推理、假设、求证等帮助学生思考。教师鼓励学生能提出问题，尤其是提出新的见解，鼓励学生超过教师。对有突出表现的学生，往往可以得到教师特殊的指导和教师为其提供的较好学习条件。

在实验教学中，教师对设备、仪器的使用一般不作详细介绍，而是由学生自己从实验设备说明书中去了解掌握使用方法。教师鼓励学生在合理操作的条件下，去接触、摸索、调试和使用各种设备、仪器，而不是怕出问题、"捅娄子"。教师认为只有"逼"学生自己动手，学生才敢于动手、善于实践，真正熟悉、掌握教学所要求的东西。这十分有利于学生动手意识和能力的培养，同时使学生的创造自由度得到充分的发挥。这种可以发挥学生创造力的教学方法必然会激发学生的学习兴趣。

（四）重视个性化教学

现代教育教学发展的一个突出特点是更强调不同个体的个性特征和认识特点，注重因材施教。各国的教育都主张教学方式多样，认为如果只用同样的教学内容和方式来教学，就会抹杀个体差异，限制个体发展。因此，课堂教学不需要强求教学内容和过程的统一性，应当由每个教师各自独立地组织教学，发挥各自的教学特色，教学氛围一般较为随意和开放。在教学过程中，教师应该十分重视并采用"启发式"教学、"讨论式"教学和"分层次"教学。

课堂教学方法的选择应注重学生的不同认知方式和个性特征，由此从适应学生的不同认知方式和个性特征来调整教师自己的教学策略，将正确的知识和观念内化为学生自己的知识系统和观念系统。对于课程教学方法改革，作为教师，必须能够根据课程特点灵活运用各种教学方法，正所谓"教学有方、教无定法"，教学应不拘一格，多探索新的有效的教学方法。

（五）重视采用现代教学技术

近几年来，以计算机为代表的现代教学技术已开始在各个国家的高校教学中广泛应用。把部分教室改建成与卫星和因特网连接的多媒体演播室，将网络延伸到校园的各个角落，让学生广泛接触先进的通信手段，培养他们独立获取信息资料的能力。计算机系统应用于教学过程的主要方式是计算机辅助教学，辅助对象主要是学生，为学生提供教学资料和各种问题，对学生予以直接帮助。作为一种直接教学工具，计算机可直接向学生传递教学信息，指导学生学习进度，帮助教师管理教学过程。作为学生学习时的智力辅助工具，学生在学习过程中可利用计算机文字处理系统、扩展页软件、交互式视盘系统、数据库系统及远程距离通讯网络等进行资源收集、处理、储存和交流。

现代教学技术的应用是现代教学发展和教学方法改革的方向和重要标志。它激发和提高了学生的学习兴趣，提供和解决了由直接感觉到形象思维、直觉思维到抽象思维的过渡，克服了学习的厌烦心理。这有利于因材施教，学生可以按照自己的水平选学教学内容，选择难度适合的练习，并可请计算机辅导和检验。计算机是一位最能因材施教而最有耐心的教师。不仅提高了学生的自学能力、应用能力和创造能力，学生还可以根据自己的需要选择学习材料。利用多媒体综合教学技术，扩大了教学内容的传递方式，并沟通了课堂与外界环境的联系。

三、如何选择课堂教学方法

从课堂教学方法的运用上看，教师首先需要转变观念，由课堂的主导者变为教学活动的引导者，把学生从被动的知识接受者转变为主动学习的参与者和探求者。由于中国传统教育强调知识传授，当前在教学方法的改革上，可以适当借鉴西方国家大学课堂教学方法，在讲授的基础上安排一定比例的讨论课、学生合作学习、项目教学、专题辩论等形式；还可以选拔高年级的学生担任低年级课程的助教，参与课堂教学改革，以解决师资不足的问题；随着国家对高等教育投入的较大幅度的增加，在教育教学资源短缺状况逐步得到改善的前提下，减少大班课，使师生在课堂上能够充分交流互动起来。

（一）以学生为本，突出学生主体性

指的是学生在教育活动过程中具有主体地位和作用的属性，核心是其能动性、自主性和创造性。学生能动性主要指的是学生在教学过程中学习的主动性、积极性；学生的自主性主要指的是学生在学校环境中学习的选择性、独立性和自觉性；学生的创造性主要指的是学生在学习中的独特性、批判性、自由性、生成性、超越性及其有个性特点的意义建构。

高校教学过程是大学生独立性、自主性和探索性逐步增强的过程。学生的智力、个性、后天的影响各不相同，在教学方法的选择中应当因材施教，发挥每个个体的"比较优势"，因此，教学本身并没有现成的、固定的方法。尊重学生的个性特点，遵循教育规律，因势利导，是每一个教师必须做到的。因此教师在进行教学方法的选择时，一定要树立以学生为本的原则，突出学生学习的主体性。也就是说，教师在教学中应该退出主角的位置，留给学生充分发挥和自学的空间。应该把教学的主要精力放到教授学生学会学习上，而不是仅仅教给学生知识而已。教师必须重视对学习方法的指导，把认知策略作为一项重要的教学内容，要让学生学会如何学习，即掌握学习的方法。教师应当培养学生自主学习的习惯和能力，提供给学生自主学习和思考的机会和舞台。教师课堂教学方法的选择时，可以考虑以下几个方面。

1.多选择能够引导学生归纳、总结的教学方法

思维图式总结、联想对比来区别异同、纵向归纳、横向归纳、全面归纳总结等等这些方法能够帮助学生更好地理解知识和掌握知识，因此教师在教学中应教授这些归纳总结的方法，并采用能够引导学生自己进行归纳总结的教学方法。

2.多选择能够让学生自己动手寻找课堂重点的教学方法

以往在教学中都是教师告诉学生课堂的重点是什么，学生只是被动地接受，这种方式是不利于学生能力的提高的，因此必须改革。以学生为主体，就要让学生自己通过阅读课本来找出重点难点。教师要多选择能够让学生自己动手寻找课堂重点的教学方法，比如可以通过要求学生进行课后复述或者课堂练习来达到这一目的。

3.多选择能够帮助学生发现新旧知识结合点的教方学法

对教师来说，重要的不仅仅是传授新知识，而是引导学生从旧的知识中得到启发，悟出新的道理来。比如帮助学生构建单元知识树、绘制知识要点图、从旧

知识引申新知识、从新知识联想旧知识等等。

4.多启发学生思考的教学方法

教师讲课的目的，应该是启发学生通过所讲的、形成学生自己的思考，得到学生自己的答案。教师选择的教学方法应该能启发学生的思考才好，要能够使学生学习课本知识但不盲从课本，能够引导他们主动寻找教材中的真空地带去独立探索。

（二）要注重培养学生创造性思维

创造性的提高是知识、技能和策略几方面同时发展的结果。创造性培养的基本策略，应是在专业知识教学中进行发散思维训练，还应将发散思维与聚合思维相结合进行智慧活动的训练。创造性培养的最好场合和手段应该是日常教学活动。高等教育培养出来的应该是具有独立思考能力、掌握知识精髓的真正人才，而不应是大量的人云亦云的背诵机器，也就是说教师在运用教学法的过程中应该注重培养学生的创造性思维，才能造就出适应社会、建设社会的真正人才。

1.所谓创造性思维的培养，就是要创设有利于创造性发挥的环境

教师应为学生创造一个能支持或高度容忍标新立异者和偏离常规者的环境，让学生感受到"心理安全"和"心理自由"。尊重与众不同的疑问、尊重与众不同的观念、向学生证明他们的观念是有价值的，这样的指导思想应该贯穿教师运用教学法的始终。

2.所谓创造性思维的培养，可以通过头脑风暴训练法来实现

也就是说，在集体解决问题的课堂上，禁止教师提出批评性意见，鼓励学生提出各种改进意见或补充意见，鼓励学生的各种想法并且多多益善，追求与众不同的、关系不密切的，甚至离题的想法。通过这种方法，开拓学生的思维，达到创造型人才的培养。

（三）应推广个人魅力教学法

其实个人魅力在教学中的适时和良好使用也是一种有效的教学法。记得曾经有学生在教改征求意见会上说："一个受欢迎的教师肯定能让学生们很好地学习，假设我们不喜欢这个教师的话，还会有多大热情去听课学习啊。"这个话对我们的触动很大。可见，在学生看来，教师的个人魅力直接影响到对他们的教学效果。因此，教师应努力提高个人魅力，做一名受学生欢迎的教师，对于教学会有意想不到的作用。

1.美的着装

教师要有美的着装，才能使学生认知美、追求美，让他们在获得美的享受的同时，身心愉悦地去接受知识、主动学习。

2.好的第一印象

教师给学生的第一印象很重要。好的第一印象能够激发学生对教师的喜爱，进而激发学生对于所教课程的喜爱和学习热情。

3.激情课堂语言

语言不是蜜，但却可以粘东西。教师讲课的语言必须有抑扬顿挫，视不同的教学目的，有时舒缓徐慢，有时高亢激奋，有时停顿间歇，有时一泻千里，创造课堂气氛，牵动学生思维，扣击学生心弦。

4.良好的肢体语言

拍拍学生的肩，给一个会心的微笑；与学生击个掌，让学生充满成就感；和学生握握手，鼓励学生的精彩表现；学生说得太轻时，把手放到耳边侧着头，提醒学生读得稍重些；轻轻地拥抱，让学生的内心充满喜悦……这些良好的肢体语言，能够帮助学生理解知识、促进教与学的沟通、加强教学效果。

5.懂得幽默

不爱学习的学生哪儿都有，不爱听笑话的学生一个也找不到。在课堂中根据教材内容即兴穿插故事或笑话，更容易激发学生学习的兴趣。上一堂课至少要让学生大笑三次。可以在一堂课开始用故事引题来导入新课，也可以在讲课中间穿插某个故事来让学生集中注意力，还可以在讲课快要结束时导入一个故事制造悬念激起学生对下节课的渴望。因此，教师应当多读一些中外幽默小品、名人趣事、歇后语等，使自己富有幽默感，在需要的时候能够信手拈来。

6.开课要诱人

一个诱人的开课，可以很好地集中学生的注意力，对于本节课的教学至关重要。教师可以用一个实物、一个视听片段、一个故事、一个事件、一个问题、一个小实验甚至是身边的一些现象作为一堂课开头的素材，要有一定的伏笔，也要有一定的趣味性，通过这个素材引出一个问题，引导学生思考的方向，并和旧的认识结构发生联系。

7.进行赏识教育

教师要善于挖掘学生不明显的优点加以赞扬，让学生得到一些新的肯定。表扬不宜太多，频率不宜过高。对差生要优先表扬，只要他通过努力达到了要求就要及时表扬。要赞扬行动和品行而非个人，要多对学生微笑。

8.课堂结尾要有回味

结尾无定法，妙在巧用中。教师应根据教学内容和学生心理等情况，经常变花样来结尾，不仅强化本节课的教学效果，而且激发学生对下节课的渴求。

任何一种教学方法都不是万能的，每一种教学方法都有其适用范围和局限性，在具体教学中也有利有弊，可以为达到某一目标很好地服务，但同时又可能妨碍另一个目标的实现，我们在选择教学方法的时候要扬长避短。如发现法可以很好地启发学生的思维，培养学生的创造力，但有费时费力的缺点；讲授法对概念教学有着很好的作用，但却很难发挥学生的主动性。所以，教师在选择教学方法的时候，要考虑到该方法的优势和缺点，选择最合适、最能发挥作用、能够达到最好教学效果的方法。

第五章 高校药学专业教学工作的管理

第一节 教学工作管理的基础因素

一、教学常规管理

（一）用教学工作计划管理教学

1.学校教学工作计划

学校教学工作计划是全校工作计划的主要组成部分，它规定着一个学期或一个学年学校对教学工作的基本要求，它通常是在校长的领导主持下，由教导主任制订的。它包括以下基本内容。

（1）对以往教学情况和当前社会要求的分析

这是教学工作计划的第一部分，着重对上学期或上学年的教学工作情况做出全面分析，如取得了什么成绩、存在着什么问题，经验是什么、教训有哪些，对这些应明确具体地指出来，以供本学期或本学年教学工作参考。同时，对当前国家教学改革的形势、上级教育主管部门的政策要求，也应进行简要分析说明，以使教师和学生明白新学期或新学年教学工作的背景情况。

（2）本学期或本学年教学工作的目标和要求

在前一部分分析的基础上，制定出本学期或本学年的教学工作的目标，以作为全校教学工作的奋斗方向。目标要明确具体，切实可行。同时，教学工作的各个环节、各个方面的规范要求也应阐述清楚。

（3）本学期或本学年教学工作的内容和措施

教学工作的内容包括本学期或本学年教学工作的项目、进程和各项工作的具体要求。措施包括改善对教学工作的领导措施，提高和培养教师业务能力的措施，改革教学思想和方法的措施，提高学生学习效率的措施，开展教学实验和学习他人经验的措施，以及改善教学条件的措施等。计划既要制订得明确具体、重点突出，又不宜过于庞杂、面面俱到。

2.教研组工作计划

这是各学科教研组根据学校工作计划的要求，结合本组具体情况，围绕改进教学、提高教学质量这个中心内容，以研究教材、教法为根本任务制订的工作计划。教研组工作计划由教研组长负责制订。它通常包括以下内容。

（1）对本组以往教学工作所取得的成绩和存在的问题进行简要的分析。

（2）对本学期或本学年改进教学工作的设想和教学研究活动的内容进行说明。

（3）规定出每次教学研究活动的内容和时间，如集体备课的常规安排，专题讨论的内容和次数，公开教学的次数、内容和承担者，经验交流的安排等。

3.学科教学进度计划

学校教学工作计划和教研组工作计划最终要落实到教师个人的教学上，因此各科教学进度计划直接关系到学校工作计划和教研组工作计划的完成。各科教学进度计划包括以下内容。

（1）对以往学生掌握基础知识、基本技能的情况和能力发展情况的回顾，以及对本学期或本学年学科知识体系、重点难点的分析。

（2）制定出本学期或本学年的教学目的、要求，并明确提出学生应掌握的知识内容和发展能力的要求。

（3）编制出具体的教学进度表，写明章节题目、所需课时、起止时间等。

（二）建立健全教学工作的组织指挥系统

学校教学工作是个体活动和集体活动有机统一的复杂工程，它的成败涉及各方面的因素，制订教学工作计划仅是这一复杂工程的一部分工作。要实施计划则要依靠有效的组织指挥系统。通常情况下，学校的教学组织指挥系统由教导处、教研组构成。

1.教导处

教导处是学校里专门管理教学工作的职能部门，是教学工作的指挥中心。教导处的职能发挥得怎么样，直接关系着教学管理的效能发挥和教学质量的提高。因此，教导处应充分发挥"导"的作用。教导处的"导"主要体现为：对一个阶段（长至一学年、短至一星期）的教学工作，能结合教改动向提出有指导性的意见。这种意见既要紧跟形势发展的要求，又要符合学校本身实际；既要有新套路，又要有号召力。

教导处的工作计划包括教研组活动安排、教师教学进度计划、教师整体工作安排等，都要最优化地组合，以使每位教师的才能得到最大限度地发挥，尽可能减少教师工作交往中的摩擦力。教学过程中一旦出现不协调现象，要立即采取有力措施加以解决。对教研组和教师，不仅要交给工作任务，而且要教给工作方法，使他们增强完成工作任务的信心和勇气。

及时了解在教学方面存在的带有普遍性的问题，适时组织一些示范性、探索性的公开课、观摩活动，使教者得法、学者有获。

建立教学反馈信息网，重视总结和积累教学经验，做好教学档案。每学期选择一到两个教研组或教学班作为教导处的联系点，还可在学生中抓几个好的和差的典型进行分析研究，以指导全局的工作。

具体来说，教导处的主要职责包括以下几个方面。

（1）负责招生录取工作，如组织阅卷、统分、录取、编班等。

（2）编排课程表、作息时间表和安排平时教师的调课、教室的使用等。

（3）负责学籍档案的管理工作。

（4）负责期中、期末的考务工作。

（5）负责教师业务档案的管理工作。

（6）负责图书室、资料室、实验室、电教室等的管理工作以及直接为教学服务的所有辅助工作。

教导处的主要领导者是教导主任，而教导主任又是校长管理教学工作的主要助手。因此，要发挥教导处的职能作用，最根本的是要充分发挥教导主任的作用。校长在选择教导主任时要着重考查其素质能力，一旦委以重任以后，就要使其有职有权。校长除了在方向、原则和重大问题上领导之外，教学中的各个方面的工作应交教导主任全权处理。

2.教研组

教研组是教学管理系统中的业务组织，不是一级行政单位，不负责处理行政事务。

教研组的任务是研究教学，对该学科的教学进行管理，是教师从事教研活动最基本的组织形式。教学研究活动进行得好与坏，直接关系到教学质量的高低。教研组的工作内容有以下几个方面。

（1）组织教师学习有关的教育方针、政策，研究讨论教学思想和教学改革措施。

（2）组织教师学习教学大纲，制订教学进度计划。

（3）组织教师钻研教材，探讨教法改革。

（4）组织教师相互观摩，学习、交流教学经验。

（5）组织教师进修学习，提高知识水平。

（6）组织教师做好教学各环节的工作，即做好备课、上课、辅导、批改作业、复习考查的工作。

教研组的设置要便于教师开展教研活动和便于进行组织管理，如果学校规模小，某一学科教师不足三人者，通常是与其他学科教师一起组成联合教研组。

教研组长应由知识广博、经验丰富、教学效果好、具有一定组织能力的教师担任。

（三）教学工作各环节的管理

教师的教学工作通常由钻研课标、备课、上课、作业、辅导、考试等环节组成。

1.钻研课标

课标以纲要的形式规定着有关学科的教学目的、任务、内容、范围、进度、时间分配和教学方法上的具体要求等。通过钻研课标，能使教师从总体上掌握教材体系和教学要求。钻研课标是教师备课的重要组成部分，是上好课的前提。教导处和教研组要对教师钻研课标提出要求，做出规定。首先，对于每门课的教学课标，相关课的任课教师要人手一份并认真阅读领会；其次，应组织教研组进行讨论；最后，可请有经验的教师或专家做辅导报告。熟悉课标和教材，就是对课标和教材要从具体到抽象、从抽象到具体地去钻研，通过反复比较、分析、综合、概括，联系起来思考研究。对教材中的一些基本概念，要弄清它的内涵和外延；对一些规律性的基本知识，如定理、定律、法则、公式、原理等，要弄清是如何论证或推导出来的，以及其运用范围如何等。熟悉教材的过程是一个反复研究、逐步深入地掌握教学内容的过程。

2.备课

在教学过程中，教师通过发挥主导作用，来完成自己的任务。但是教师发挥主导作用是有条件的，一般来讲，应具备这样一些基本条件：一定的思想品德修养、一定的科学文化知识、一定的教育理论水平、一定的教学业务经验等。但是这些都是教师发挥主导作用的可能条件。只具备这些可能条件，不去备课，没有形成教这一单元教材的实际教学能力，仍然不能顺利完成教学任务。这是因为教学不是随意的活动，而是根据具体条件，按照确定的教学目的和一定的教学规律而开展的教学活动。无论教师的科学知识多么丰富，也不能把自己原有的知识任意教给学生。

教师通过备课，在具体研究和掌握教学特点、教学目的、教材内容以及学生情况的基础上，才能把自己的思想修养、文化知识、教育理论知识及教学经验化为每个单元教材的教学能力。教师原有的基本条件，只能说是可能的教学能力。教师的备课过程，就是把可能的教学能力转化为现实的教学能力的过程。

备课质量直接决定着上课质量，教导处和教研组要加强对教师的备课管理。根据我国教育工作者多年来总结的经验，备课应从三个方面进行。一是备教材。教材是课标内容的具体化，是教学的依据。要上好课，必须吃透教材，即掌握教材的体系结构，每单元的目的意图，每一课的重点、难点，以及要弄清楚为什么它是重点、难点，难点难到什么程度等。二是备学生。要对学生的来源、学生的知识基础、学生的智力情况有全面的了解。三是备教法。在对教材重点、难点和学生情况了解的基础上，考虑有利于学生掌握教材内容的教学方法。

3.上课

上课是向学生传授知识、训练技能的直接过程，是钻研大纲和备课的主要目的，因此应着重管理好课堂教学。除了制定必要的课堂规则外，学校还应从本校实际出发，制定出能为教师接受的一堂好课的标准，以此作为衡量教师上课质量的尺度。一堂好课的标准应从这几方面考虑：教学目的的确立和实现、教学内容的处理、教学方法的应用、教学过程的组织、教学效果的好坏程度，以及教学语言、板书等情况。制定这样一个标准，既为衡量教师的教学确定了一个尺度，又可促进教师努力提高教学质量。

4.作业

作业是上课的延续，是巩固所学知识并形成技能、技巧的重要方面。对于作业，在管理上应要求教师做好三点。一是作业的布置。布置作业要以教科书为依据，无论课内作业还是课外作业，都要以教材习为主。一般情况下，不能离开教材另出作业题，作业的分量要适当。二是要对作业进行指导。指导作业要立足于引导学生分析问题，启发他们思考，寻求解决问题的方法，而不是要教师把现成的答案告诉学生。三是认真批改作业。在批改作业时要把带倾向性的错误记录下来，并针对错误进行评讲。

5.辅导

辅导是上课的必要补充，对学生知识的查漏补缺有重要作用，也是贯彻因材施教原则的重要途径。辅导应有突出的针对性，通常情况下是抓两头带中间。一是对程度较差、理解教材有困难的学生，应重点辅导。辅导中应首先调动他们的积极性，使之积极思考；其次，对教材要由浅入深耐心地向他们讲解。二是对优等生应启发他们寻求多种解题方法，并适当加重作业分量和难度。此外，应指导他们读一些课外书籍。

6.考试

考试是教学工作的基本环节，是评定学生成绩和了解学生情况的重要途径之一。

考试分平时考和阶段考。平时考是指在上课过程中对某一方面的内容进行测验，它的好处是能及时地了解学生掌握知识的情况。阶段考是指期中或期末总结性的考试。在学生的总成绩中，平时考试成绩应占一定比例，这有利于全面地反映学生的情况。

学校管理者对考试的管理应采取以下措施：掌握试题易程度和分量，规定教师出 A、B 两套试题，要求教师出好试题标准答案，做好试题保管和保密工作，制定考场规则并组织好考试工作。

二、教务行政管理

（一）编班

教学班是进行教学活动的基本组织形式。编班的质量对以后的教学活动质量有一定影响作用，因此要重视编班工作。

编班的具体要求如下。

（1）每个班男女同学的比例要恰当。男女同学存在着明显的性格、爱好、生理是否可并列等方面的差异。为了以后能很好地组织学习、劳动、文娱、体育活动以及和其他班开展竞赛时不至于在基本条件方面悬殊，在编班时就要做到每班男女生的比例恰当。

（2）按照成绩均衡搭配。按录取成绩把学生分为好、中、差三类或分一个等次成若干等级，把不同的类别或等次按一定的数目搭配分班。这有利于优秀学生带动弱差生。

（3）按照学生原任的干部职务、工作能力、品德表现的状况合理分配。为了新生各班有组织新的班委、团队委的干部条件，在编班时要考虑到学生在原校的任职情况和表现情况，把原是干部而工作能力又强的同学分散在各班，以使其继续做干部工作。

（4）把不同家庭职业的学生混合编班。不同的家庭职业对学生有不同的影响，这样组织成新的班级后，便于学生互相学习。

（二）编排课程表

课程表是学校教学工作的"调度表"，它决定着一天、一个星期、一个学期的课堂教学安排，起着组织教师、学生活动的作用。课程表对建立学校正常的教学秩序、保证与教学有关的工作有条不紊地进行，有着重要的意义。

课程表编排的合理性和科学与对稳定教学秩序、提高教学质量有着非常密切的关系。

（1）文理科课程要适当搭配。

（2）同一学科的课程要适当分散，但又不能安排得太散乱。

（3）上午第一、第二节课最好不排体育课，而用以排文字课。

（4）自习课一般安排在作业较多的课之后。

（5）根据教师的身体、年龄、知识能力等具体情况排课。

（三）学籍管理

学籍是领导管理人员和教师全面了解学生的政治思想、学习情况、健康状况、家庭情况的依据，也是学生以后升学或就业的依据之一。因此，要重视学籍管理。学籍管理常用到如下方法。

（1）学籍管理主要包括学生学籍卡片管理，学生档案管理，以及办理入学、转学、退学、休学、复学和毕业等手续的管理。

（2）学籍卡片是对学生思想品德、学习成绩、健康状况、奖惩情况等作专栏记载的。

（3）学生档案包括毕业登记表、健康卡片、三好学生证书、各种竞赛的优胜证书及奖惩的详细材料等。

（4）学生入学、转学、退学、休学、复学和毕业应办的手续都要做到有据可查。

（5）学籍管理还包括按学生姓氏笔画编号保存的历年学生总名册。

①教师教学档案

教师教学档案的主要内容有教师的基本情况，每学期的任课门类、节数，班级、教学工作计划和总结，班主任工作计划和总结，专题经验总结，观摩教学的教案，听课记录，期中、期末考试试题及试卷分析，教学进度计划，教研成果，发表的文章和出版的著作等。

②学校教学工作档案

学校教学工作档案的主要内容有学校各种教学计划、总结、经验材料、报表、期中期末考试试题、毕业生去向名册、学生期中期末考试成绩统计、新生入学成绩统计、升学考试的各种数据统计、学生班级日志、教导工作日志等。

教学档案要分类编号，长期保存，设专人保管并定期清理。

三、考务工作管理

（一）教学检查

1.平时检查

所谓平时检查，指的是对学校的教学工作的日常检查。教学检查的形式很多，但不管何种形式的检查，都没有比日常的平时检查更不拘泥于形式。比较而言，平时检查相对容易了解教学中的实际情况，观察到教学中的某些优点与不足。因此，平时检查是开展教学检查活动中的一种重要的基础性的检查方式。对教师的教学情况的平时检查的形式类型很多：可以是通过观察的方式进行检查，可以是通过测验情况及分析进行检查，也可以是通过谈话备课、教案、教学计划、教学情况、教学效果、同行与学生的议论中得到检查。平时检查既适应教学主管部门的随时抽查，也适合授课教师的自我检查，如授课教师可以通过日常对学生的学习情况的观察、课堂教学的提问、学生作业的检查、师生课余的交谈等情况中发现问题，并在自己的教学中努力加以克服与解决。校长、教务处、教研室等有关负责教学的人员，也可以采用平时检查的方式，通过观察、交谈、实地抽查、观摩等，掌握实际教学情况的第一手材料，以更好地使教学工作取得更多的实际进展。由于平时检查容易发现教学工作的真实面目，又不拘于形式，容易随时随地开展进行，因此实际教学检查中，应对这种检查方法给予足够的重视，应当把定期检查与平时检查结合起来，共同统一于具体的教学检查之中，以保证教学检查的科学性与客观性，取得教学检查工作的真实效果。

2.期中检查

学校教学检查的类型多种多样，期中检查是其中比较重要的一种教学检查形式。所谓的期中检查，指的是学校为改进教学工作、提高教学的质量而采取的在学期中间集中检查教学工作的一种工作方法。它是检查教师的教学水平及学生的学习成绩的一种有效手段，对于提高教师的教学质量具有积极的推进作用。它无论在主要内容上还是在组织形式上，都有自己的独特之处。

（1）主要内容：期中检查的主要内容是结合期中考试，检查教师的备课、讲课、辅导及作业批改等情况，检查教学研究工作和教学进度情况等，并通过分析期中考试成绩，检查学生的学习质量和学习负担，以便于学校领导和教师及时发现教学工作中存在的问题，有针对性地制定改进学校教学、科研工作的具体措施，有的放矢地促进学校教学工作的顺利开展。

（2）组织形式：期中检查的组织形式主要有领导检查、教师相互检查、自我检查等。领导检查队伍主要由学校校长、教学主任及各教研室主任组成，主要负责全校期中检查的宏观检查。教师相互检查主要是指任同年级课的教师之间的互查，其目的是找出差距，以便更好地提高教学质量。自我检查是教师自我的检查，主要是通过期中考试成绩，总结自己教学工作的成败得失，发现问题，迎头赶上。

3.期末检查

所谓期末检查，指是学校为提高教学质量、总结全学期工作的经验教训而采取的在期末全面集中地检查教学工作的一种工作方法。期末检查是学校教学检查工作的一个重要内容，也是检测教师的教学质量并促进教学工作质量更进一步提高的一种有效措施。通常说来，期末检查主要包括以下几方面的内容。

（1）组织期末总复习情况，并结合期末考试，检查总复习计划的科学性与合理性。

（2）研究和审查各科试题情况，并根据统计和分析考试成绩，检查和分析全学期教学工作的主要成绩和存在的问题。

（3）根据学生的考试成绩，审查、确定升、留级以及试读生名单等情况。

（4）检查教研室和教师的教学总结，分析全学期教学工作的主要成绩和问题。还可以适当检查师生的假期活动计划情况。

（5）拟定下学期工作计划。期末检查一般是对全学期教学情况进行的整体性的全面检查。其方法常用的有听课、汇报、开调查会、座谈会、家长会、考试分析、作业分析、教学笔记或教案分析、教改试验分析等。

（二）考试管理

教学活动是教师与学生的双边活动，教师的教只是活动的一个方面，教师将人类几千年积淀下来的知识转化成学生乐于接受的知识，并且培养学生的能力。要想完成这个转化，教师首先要切实以教学大纲和教科书为依据，向学生传授知识、技能（信息输送）。同时，一定要通过有系统的平时检查与定期考试，来了解学生掌握知识、技能水平，以及自己的教学效果（反馈）。这样，教师的教和学生的学就构成了传递与返回的反馈系统。学业成绩检查和评定有两种方式：考查和考试。

1.考查

考查指的是平时在课堂教学、课外作业的辅导以及课外学习小组活动中对学生学业成绩进行的检查。考查除了具有一般检查和评定的重要意义外，还具有及时和经常两个特点。经常有计划地考查，可以收到以下效果：一是使教学做到有的放矢；二是根据教学反馈，采取有力措施，矫正学生的学习偏差；三是促使学生天天复习功课，养成良好的学习习惯；四是可以减轻学生的学习负担。通常使用的考查方法有课堂提问、书面测验、作业检查、日常观察、实验操作等。

2.考试

考试是根据一定的目的，让学生在规定的时间内，按指定的方式解答选定的题目，并对解答的结果进行评等划分，从而向教师提供学生某方面知识的能力状况的信息。这里谈的考试是相对于平时考查而言的集中考试或正规考试。由于平时考查的目的在于发现每一节课或单元教学目标的实施情况，以便及时调节、控制教学活动，因此试题可由教师自己命定。而集中考试和考查不同，它具有自身的特点和功能。考试是检查与评定学生学业成绩以及教师教育教学效果的一种带有总结性的手段，是调节学生学习、改革教学、提高教学质量的依据，也是实现各级各类学校的培养目标、贯彻全面发展的教育方针、培养"四有"人才不可缺少的措施，由此决定了考试具有特殊的培养和选拔功能。

就其形式而言，考试有闭卷考试、开卷考试和口试考试。这三种考试方式各有利弊，在教学管理中必须扬长避短，结合学科特点和学生的年龄特征进行灵活运用。

（1）闭卷考试：在主考人的严格监督下，要求学生在规定的时间内，按照试题要求，不参阅课本和任何参考资料，独立思考对试卷做出书面回答。这种考试方式有利于培养和提高学生的独立思考能力和逻辑思维能力；有利于学生对所学知识的巩固和掌握；有利于比较学生的优劣，在单位时间内，测试对象多，效率高。闭卷考试也有其局限性：一是容易造成学生死记硬背的习惯，二是不能通过考试选拔不同能力的特殊人才。因此，提高考试质量，要从命题、实测和阅卷等三方面进行改革。

（2）开卷考试：允许应试者根据考试命题翻阅课本和参考资料，独立思考，进行书面解答。这种考试方式适合于检查学生对某些问题是否有创见，从而检查学生的创造性思维能力、批判性思维能力和解决实际问题的能力。它的突出优点是：能扩大学生的视野，吸收更多的信息；学生的创造精神会得到检验并有所提高。但它对教师和学生的要求也提高了，因为开卷性试题不能简单地回答是与非，它要求教师所出的试卷应保证并提高命题的质量，教学方法也要进行改革，要注重培养学生的能力。此外，要提高开卷考试的功效，命题的改革也是关键，题目要难度适当，要做到不偏、不怪，要有一定的灵活性。

（3）口试：这是根据教学大纲的要求，编出适量的试题，然后按照试题性质、难易程度及题目的大小进行搭配，组织出许多考签，让学生抽签作答，每个考签上一般是2~3个题目。口试题的范围应尽量囊括教材的全部基础知识和基本技能。这种考试的优点是：学生可充分叙述所掌握的知识，可根据题目的要求，进行充分的阐述和论证，教师也可直接看到学生的反应，可补充提出质疑的问题，便于检查学生思维的敏捷性、逻辑性和语言的流畅性、推理的严密性。但口试也有缺点：耗费时间多，师生的工作量大，评分标准不好掌握，使用范围较窄。

四、教学质量管理

（一）教学质量管理是教学管理的基础

教学质量是制约教学过程的主要因素，教学质量管理的好坏，直接影响着教学过程的每一环节。因此，教学质量的管理要着手于教学过程各个环节的教和学的质量。只有教学过程中各环节的质量提高了，最终体现于学生的学习质量也就提高了。学校教学管理的根本目的是提高教学质量，而学校教学质量的高低，是衡量学校教学工作优劣的客观尺度。所以，教学质量的管理是教学管理的基础。

（二）确定教学质量标准

对教学质量的管理，实质上是按一定的标准对教学进行要求的问题。因此，确定质量标准就显得很重要了。这个标准重要意义在于，它是教学要达到的目标，又是检查教学的依据。没有标准，工作就无方向和目标，教学质量标准是教学工作必须努力达到的目标。教学结果接近、达到和超过这个目标的距离，表示教学质量提高的程度。在我国传统教学中，在管理上没有教学质量的标准或标准不明确，在教师观念里也就没有教学要达到的明确目标，因此教师常常考虑的是如何把知识教出来，而很少考虑学生每堂课实际掌握了多少知识。受这种传统的影响，直到现在我国的教学仍不能说有明确的质量标准。如果有了每节课明确的质量标准，就必然有了每节课的教学任务。当前，由于没有明确的质量标准，教师的教学质量就难以衡量。同时，听完了教师的课后，在进行教学评价时，就没有充分的依据，听课的教师和讲课的教师既不了解学生在课堂上实际达到的学习程度，也没有一定的考核标准。这就是"无标准就无以论是非"。另外，在教学管理实践中研究和制定教学质量标准为了有效地管理教学工作，从而提高教学质量，研究和制定教学质量标准就显得非常必要了。教学质量的标准，是由教育目的和教育任务决定的。因此，我们在制定教学质量标准时，必须在教育目标和教育任务的指导下进行。教学的对象是人而不是物，培养人的过程是个极其复杂的过程。所以，教学质量的标准不是自发地形成的，也不是主观臆断所制定的，而是应通过深入研究，在取得可靠资料的基础上制定出来的。

以上是制定教学质量标准的总依据，从具体方面来说，教学质量标准的制定要考虑两个要求。一是在学生原有的知识基础上提高到教学大纲要求的目标。这是一个基本的、也是规范性的要求，全体师生都应达到这一要求。二是在达到教学大纲要求的基础上再提高的目标，这是部分学生在达到教学大纲要求基础上向知识的广度和深度发展的目标。

（三）教学质量检查

教学质量检查因时因地而有多种方法，但通常采用有如下两种。

1.了解教学情况

了解教学情况包括听课，检查教师备课情况，检查学生作业本，召开学生座谈会等。

听课是管理教学质量最基本的方法，也是校长、教导主任最基本的工作内容。要准确地了解教师教的情况和学生学的情况，校长和教导主任应经常深入课堂，并把每学期的听课节数作为制度规定下来。领导听课有时可向教师预先通知，更多的是不通知教师，以便了解真实情况，即听课要做到有目的、有准备，听课要做好记录，课后在重要内容方面与教师交换意见。

检查教师备课情况和学生作业本以及召开学生座谈会等也是了解教学情况的重要手段，学校管理人员应经常地交换使用。

2.建立学生学习档案

新生一入学，就必须建立学习档案，把原来学生升学考试的成绩整理出来，以供领导管理人员和教师了解学生原来的知识情况。以后每学期的考试成绩都要填表存档，以便随时检查和针对情况组织教学，学习档案也为学生毕业时的总结评价提供了依据。

学生学习档案通常有两种类型。一是表册制，即按年级安排制订学生成绩表，每次考试的成绩填入相应的栏目内，这又包括总表和分表。二是户头制，即给每个学生都制一张卡片，栏目设计可根据具体情况来定，每次考试成绩亦填入相应的栏目内。此外，班级内还可制订学生知识缺陷表，学生掌握基础知识进度表等，或两者综合起来反映学生全面情况的总汇表等。

（四）教学质量分析

教学检查的目的在于对教师的教和学生的学进行科学的分析，找到问题的症结，从而改进教与学，以提高教学质量。

1.教学质量分析的内容

（1）分析教和学两方面的情况。一般说来，教学质量取决于教师的教和学生的学两个方面。但有时又表现出这样一些情况：有的教师知识水平不高，能力弱，教学效果差，但学生由于自己的勤奋努力，或由于家长的辅导，学习成绩很好；也有的教师教学水平很高，而学生不努力，或身体、智力差等原因导致了学生成绩差。由此可见，教学质量的高低是由教师和学生两方面决定的，故要从两个方面来分析原因。

（2）分析教材特点。分析教材应从两个方面着手：一是现在的教材与过去的教材相比有何特点，内容深了还是浅了，它和整个学科理论体系的关系怎么样；二是现行教材是不是学生的知识基础、智力水平所能接受的。

（3）分析学生掌握知识的质量。分数只能有限地说明学生的学习情况，要充分地分析掌握学生的学习情况，还要分析学生掌握知识的质量，这主要指分析学生掌握知识的深度和广度。具体说来就是分析学生对教材掌握的程度，对基本技能掌握的程度和熟练程度，以及所具有的课外知识水平。这是更综合、更抽象的分析，标准也只能是相对的，衡量尺度往往是描述性的。

2.质量分析方法

（1）层次分析

这是把分析对象由个别到全体划分成若干层次，然后逐一分析。例如，先对各个教师和学生的情况做出分析，然后对教研组和班级做出分析，在此基础上再对全校教与学的情况做出分析。自然，颠倒如上的顺序分析也行。

（2）对比分析

这是把两个或两个以上的对象或同一对象的前后情况进行分析的方法。这包括两种情况：一是把并列的两个对象拿来分析，如把大二（一）班和大二（三）班同时进行分析，这可称为横向对比分析；二是把同一对象的前后两个或两个以上的情况进行分析，如把大二（一）班本期的情况和上期的情况进行分析，这可称为纵向对比分析。这是总体分析方法。在对比分析中涉及若干具体内容时，还要考虑定量和定质等诸多问题。

（3）动态分析

提高教学质量的过程是个动态过程，为了掌握教学质量的变动情况，可按考试时间顺序，对全体学生或随时抽取一部分学生某阶段的学习成绩，求出每次考试的平均成绩，画出质量动态图，以便观察、分析教学质量的发展变化情况。

学校教学管理的内容之一，就是要分析研究质量变化的各种情况，从而找到问题，以便创造条件不断提高教学质量。

（4）原因分析

制约教学质量的因素很多，如教师方面、学生方面、教材方面、教学手段方面的因素等。但各个阶段的教学质量高低的原因究竟是什么呢？这就要具体情况具体分析，常用的分析方式是：把影响教学质量的各种原因找出来，按类别加以整理，绘制出原因分析图，也叫"因果图"，这样的图画出后很像鱼刺，又叫"鱼刺图"。

以上第三、第四两种分析往往要形成图形，因此它们有直观、明确、一目了然的优点。

分析教学质量的目的是弄清原因，找到成功的经验和失败的教训，进一步探讨提高质量的途径和工作的重点。管理工作正是要在提高质量的途径和工作重点中发挥其职能作用，根据质量分析，确定需要特别加强管理和控制的重点环节，抓好关键工作和管理工作的关键方面。有的人称进行质量分析就是为了建立管理点即是指此。

五、教学研究管理

教学研究管理指的是学校管理者组织和领导全体教师积极地、协调一致地、卓有成效地去开展教学研究并实现预定的教学研究目标所进行的工作。其内容大体上可分为以下三个方面。

（一）制定教学研究目标

要做好教学研究管理，首先要引导全体成员制定好教学研究的目标。教学研究目标是教学研究管理的出发点和归宿，是全体成员进行教学研究的"航标"及对教学研究结果进行评估的准绳。离开了它，对教学研究的管理就会产生盲目性和随意性，就会失去管理的方向和依据。可见，制定好教学研究目标是管理的首要任务。

1.目标的制定要符合主客观实际，具有可行性

"一切从实际出发"是做好工作的首要原则。所以，教学研究目标必须符合本校的实际。如果拟定的目标不符合实际，所开展的教学研究就不能有效地推动本校的教学工作的改进。这里所指的客观实际有两个方面：一是要充分理解党和国家的教育方针、政策、法律法规，使我们的教学研究目标与我国教育现代化的需要相适应；二是要充分了解本地区、本校的教学实际（教师的教、学生的学、教学的历史和现状等），只有从本地区、本校的实际出发，充分考虑本地区、本校在教学中需要解决的问题，制定出来的目标才不是"空中楼阁"。一般来说，研究力量比较雄厚的学校可以组织专门力量，就有关教育方面的重大问题进行理论的研究和探讨；而不具备这样条件的学校则应主要选取与本校教学实际接近的课题进行研究，这样的目标虽不是轻而易举就可以达到的，但只要通过自身的积极努力和创造性的实践活动，就可以在预定的时间里达成。通过努力而能达到的目标具有增强成员信心的作用，并能激励成员在达成目标后为实现更高的目标做出更大的努力。

2.目标的制定要有鲜明的导向性和先进性

任何一个管理系统所要达成的目标，对全体成员来说都必须带有明显的导向性。所谓导向性，是指目标要符合教学研究的大方向，立足于我国的教育实践，放眼世界和未来，力求为我国的社会主义现代化建设作出贡献。只有沿着这个大方向前进，我们的教学研究才有广阔的前途，我们的研究成果才有可能为教育事业的发展作出贡献。所谓先进性，是指"目标"所显示的前景要优于现状，"目标"所解决的问题是在沿着教学研究的大方向前进中前人不曾解决的问题（至少是在本地区或本校尚未解决的问题）。要达成此目标，需要成员积极努力，付出创

造性的劳动。因此，目标的先进性能鼓舞成员奋发向上，积极进取。

3.所制定的教学研究目标要有层次性

一个学校的教学研究与实验必须有其总体目标，这是毫无疑问的。但是为了达成这一总目标，还必须将其分解为各有关群体（如学科教学研究组）及其成员的单项目标或低一级的子目标。同时，不论总目标、单项目标还是低一级的子目标，都应包括长远目标、中期目标和近期目标（也可以说长远规划目标和近期要求目标）。这样，就组成了一个有层次的目标系统。

教学研究目标的层次性反映了这些目标的从属关系。整体目标决定了单项目标或子目标；长期目标决定了中期目标与近期目标。目标的层次越低，内容就越具体，可操作性就越强。而各类目标又有不同的意义和价值：总体目标具有方向性作用，它体现了总体要求，而其他各类目标是实现总体目标不可缺少的部分。没有具体目标的落实，总体目标的实现就成了一句空话。因此，具体目标的落实是教学研究管理的关键。

具体目标从哪里来？回答是：必须从教学实际中来。具体来说，第一，必须遵循党和国家的教育方针，研究教学诸环节中影响教学质量提高的各方面问题；第二，在通常的情况下，经常的、大量的研究内容是如何吃透教材，如何改进教法，如何在课堂教学中掌握教材的重点、难点，提高课堂教学质量；第三，根据当前的教改方向，结合本单位实际，确定教改实验和专题研究；第四，开展形式多样、丰富多彩的单项教研活动，如优质课评选活动、教学基本功比赛活动、接待课活动（接待教研协作区教师听课、研究）、启发式教学大练兵活动等。实践证明，只有从教学的实际出发，把教学研究内容落到实处，才能受到广大师生欢迎，教研活动才有生命力。

（二）抓好目标实施过程中的"三个落实"

1.组织落实

任何目标都需要通过一定的组织形式才能顺利实施。因而抓好组织落实是实施教学研究管理的重要环节。成立由学校校长或教导主任领导的学校教学研究室或教学研究小组，负责全校的教学研究组织与管理事宜。同时，通过校教研室加强对教研组的教学研究活动的管理，因为教研组是教师进行教学研究的组织，是学校教学系统的基层组织，学校的教学研究都是通过教研组具体实施的，它直接影响着教学改革的进程与教学质量的提高。

一个学校的教研活动和教改实验能否扎扎实实、卓有成效地开展起来，教研组长起着十分重要的作用。因此，组建教研组的一件极为重要的工作是确定好教研组长。应当通过自由竞争或民主选举等形式把那些政治思想好、业务能力强、热心于教学研究、有奉献精神、在教学中有较高威望，并有一定的组织能力、责任心强的优秀教师选拔到教研组领导岗位上来。

为了使学校的教学研究活动牢牢地扎根于广大教师之中，学校领导还要有意识地培养一批教学研究的积极分子和骨干力量，对他们要交任务（包括学习任务）、教方法，在"实战"中对他们传、帮、带，提高他们的教研能力。通过他们带动大家积极投入教研活动，并使教研活动广泛持久地开展起来。这也是组织落实中不可忽视的一环。

2.制度落实

制度落实是搞好教学研究管理的关键。只有建立健全的、切合本校实际的各种规章制度，才能保证教研活动正常开展。学校领导应当制订全校的教学研究规划的实施方案，并要求各学科教研组根据学校提出的要求，结合本组实际制订出教研工作的整体规划，每学年或每学期要有活动计划，每个教师要根据教研组计划结合本人实际制订个人教研计划和奋斗目标。学校要建立集体备课制度（要明文规定集体备课时间）听课制度（包括观摩课、研究课）、学习制度（学习教学研究的有关理论、大纲、教参以及外地先进经验）、教研档案制度。这一切都必须做到"三实"，即从实际出发、实事求是、讲求实效。在抓制度落实中，还有两个十分重要的工作要做好。一个是管理者要在制度上保证给教师提供发言和表现才华的机会。例如，召开教学研究经验交流会，让教师介绍经验、交流研究成果，发表自己的见解；利用校内刊物作为学术研究、交流经验的园地；举办各种学术报告会，介绍专题研究的成果或实验总结、论文。事实证明，只有给教师提供充分展现的机会，让那些教学研究有成绩、有成果的教师显露"头角"，才能激发广大教师开展教研活动的积极性。这是活跃学术空气、提高教学研究水平的重要手段。另一个是在条件许可的情况下，通过"走出去、请进来"的方式，学习外地外校的好经验，以不断用"新鲜血液"来给广大教师加强"营养"，提高他们的教学研究能力。

3.检查落实

管理科学告诉我们，任何工作只有布置而没有对工作效果的检查是不行的。在学校里，当教学研究没有成为自觉行动之前，往往被看作不同于教学的软任务。因此，对教学研究的检查尤其重要，管理者不应把此项工作单纯地视为管理者与被管理者的对立行为。而应该参与教学研究与实验，把检查、监督与共同研讨、面对面指导结合起来。把竞争机制引入教研活动中，制定教师的教研量化考核办法，并把教学研究的成绩与对教师的奖惩挂起钩来，与教师的晋级、评先挂起钩来，以充分激发每位教师教研的积极性、主动性和创造性。

（三）提高学校管理者的素质

尽管教学研究活动的开展是靠教师进行的，但教学研究的有效组织和管理是不可缺少的。为什么长期以来中小学校缺乏教学研究的风气？根本原因就是缺乏教学研究的组织和管理。而能否有效组织和管理学校的教学研究，在很大程度上取决于学校管理者素养的高低。提高学校教学研究管理人员的素养，首先要组织管理机构的全体成员努力学习马克思主义、毛泽东思想、邓小平理论和"三个代表"重要思想，全面落实科学发展观，加强管理者的思想建设，增强做好教学研究管理的事业心和责任感。还要认真学习教育方针和教育法律、法规、政策，明确改革方向，增强改革意识。其次要刻苦学习现代教育思想、教育理论，懂得教育规律。最后要学习系统论、控制论、信息论等管理科学的理论基础及现代管理原理，以提高管理者的教学研究管理的业务水平。

（1）在教学研究的组织领导过程中，要有做细致思想工作的能力。抓教学研究和抓其他工作一样，离开了细致的思想工作是抓不好的。教学研究和实验是高层次的创造性劳动，需要人们付出代价，没有对教学研究的执着追求和奉献精神是搞不好的。这就要求领导者和教师做知心朋友，关心爱护他们，并做深入细致的思想工作，以激发他们积极投入教学研究的热情。

（2）要有敏锐的观察力，锐意改革的精神和创造的能力。只有具备敏锐的观察力，才能在当今教改形势迅速发展、新信息层出不穷的情况下，始终掌握时代的"脉搏"，以教改的新成果、新动向、新思想，来组织和领导学校的教学研究与实验。只有不断用新出现的先进教学思想、教育理论来武装自己，才能更好地"居高临下"，驾驭整个学校的教学改革工作。否则就会落后于形势，教学研究就难以出成果。因此，抓教学研究管理的学校领导，必须解放思想，依靠群众，锐意改革，加强改革力度，加快改革步伐，只有这样才能担当起领导全校教学改革与实验的重任。

（3）要有制订学校教学研究工作计划与总结的能力。科学地制订好学校的教学研究工作计划，是衡量教学研究管理水平的重要方面。而经常总结教学研究与实验工作的经验教训，则是提高教学研究与实验管理工作效率与水平的必经之路。因此，管理者在制订计划和总结的过程中，要深入课堂、深入教研组认真地调查研究，掌握教学全过程各方面的情况，并及时发现带有普遍性的问题，这样才能抓准影响教学研究质量的主要矛盾，不断提高教学研究工作计划和总结的能力。

（4）要有高水平的评课能力。著名教育家苏霍姆林斯基说过："听课和评课，是学校领导者的两项主要工作。"对于学校的管理者来说，这种能力是极为重要的。因为课堂教学是教学诸环节的中心环节，它集中地反映了一个教师的教学能力、业务水平、教学经验。经常听课则是提炼教学研究课题的重要途径。听课后要评课，共同研究改进教学的办法。评课的过程就是对具体的教学进行研究的过程。高水平的评课能给教师指出教学研究的努力方向，如果听课后说不出个所以然，对教师研究教学、改进教学没有什么帮助，或者尽说外行话，就会在教师中失去威信。因而，作为教学的组织领导者来说，要花大气力、下大工夫学习有关理论有关技巧，不断提高自己的评课能力。

（5）要有抓好教学研究试点的能力。经验告诉我们，一项改革措施，如制度方面、教材方面或教法方面的改革，是否符合客观规律，是否能在全校广泛实施，都宜先在小范围内实验，再视其效果如何而定。因此，无论抓哪一项改革实验，学校领导都应集中精力，先抓好一两个试点（班），在点上取得经验或成果后，再在全校推广。可见，抓好试点的能力也是管理者在教学研究的管理中不可缺少的。

第二节　教学工作管理的相应机制

一、高校教学管理机制的内涵

在抽象的意义上，我们可以把"教学管理机制"理解为：教学运行过程中教学系统内部各个构成要素之间的相互连贯和彼此作用的关系，是对教学运行过程属性的抽象概括。教学管理系统尽管涉及人、财、物、时间、空间、信息等诸要素，而且这些要素之间的相互关系均应当成为教学管理学研究的对象，但就机制设计而言，关键的要素是人。因此，教学管理机制就其实质而言，所要考虑的是人与人之间的关系。任何教学管理系统内部之成员，可以从个体的意义上说，也可以从群体的意义上来说。个体的聚合，就形成教学管理系统内部的群体的概念。因此，机制所要考虑的人与人之间的关系，就应当是个体与个体、个体与群体以及群体与群体之间的关系。

但是仅仅这样来理解教学管理机制，还是无法让我们准确把握教学管理机制。因此，在具体的意义上，我们将教学管理机制理解为：教学组织系统为激发和约束教学组织系统内部的个体与群体的行为而进行的制度安排。在这里，教学组织系统内部的个体，包括教师、学生、教学管理者以及高校内部与教学直接关联的其他一些人员，重点是教师和教学管理者；其群体则是上述个体类的集合，如作为群体的教师，作为群体的学生，作为群体的管理者等。教学管理机制研究的核心问题，就是教学管理通过怎样的制度安排，使教学系统内部的所有人员，其教学的热情和积极性都能够得以极大地调动与激发，同时又使各种有碍于教学目标实现的行为得以最大限度地减少。

组织系统内部各成员之间的行为是相互影响的。单纯地看，一个制度安排也许是好的，但是由于它必然要牵涉到组织系统内部的其他成员，导致一个看起来好的制度安排，实际运行却可能是一个坏的结果。因此，制度安排的核心是教学管理系统内部成员的各种关系的妥善处理，即从教学目标实现的角度出发，尽可能使每个成员，无论是教师还是教学管理者，都能够心情舒畅地、全身心地投入教学工作。在对这一问题的研究中，一方面，我们将分析教学管理的各项制度（制度是对要素间关系的预先设定）与规范，另一方面，我们将研究各种非制度化的东西（如各种人际关系及其关系网络）对教学管理运行过程的影响。

二、高校教学管理机制设计的主要内容

（一）高校教学管理机制设计要解决的核心问题

教师素质和教育观念是教学管理机制所要解决的问题。从根本上说，高校教学管理机制设计要解决的核心问题，是有关高校教师和教学管理者的行为激发和约束问题。

1.有关高校教学工作的有序运行问题

高校教学工作有效展开是高校教学质量的根本保证。对任何一所高校来说，教学工作都是一个动态和发展的过程。不同的教学工作状态将会直接影响到高校教学质量的高低与差异。从根本上说，提高高校教学质量，需要保持高校教学工作处于一种有条不紊的状态之下，使整个教学工作能够按照高校教学规律来展开。高校教学管理需要建立起使教学工作有序展开的运行机制。这种运行机制是高校教学规律的反映，也是实现高校教学目标的必要手段。高校教学运行机制涉及的问题很多，但主要涉及教学工作的方向问题、教学重大事项的决策问题以及教学任务的分配问题。

教学工作方向问题主要是解决高校教学组织系统内部个体目标与教学组织目标之间不一致的问题，从而使全体教职员工都能够努力工作以实现学校教学组织目标。人的各种活动，都有其目的性，都指向一定的预期结果。行为的预期结果就是人们所说的行为目标。人们之所以追求某种行为活动的结果，是因为这种结果会给他带来能够满足其需要的资源。但是利益上的冲突和价值观的差异（偏好）会使每一个人的行为目标呈现出一定的差异，而能够满足个人需要的资源则是稀缺的。由个体组合而成的社会组织，是一个具有共同利益的群体。社会组织的共同利益被称为集体利益。资源的有限性决定了个体利益在某种程度上存在着冲突。高校教学管理必须做到使个体的目标服从教学管理目标。教学工作重大事项的决策机制，是要解决为实现教学组织目标而不得不做出的有关方法与手段的选择问题。有关教师的选任、教学计划的编制以及教学管理制度的创新等，都是高校教

学决策的核心问题。不同的决策机制将会带来不同的结果。科学设计教学决策机制，将使高校教学管理能够选择更好地实现管理目标的方法和手段。高校教学任务的分配同样是一个日常的管理工作。不同的任务分配方式不仅会影响到教师的直接利益，也会影响到高校教学目标的实现。对于非营利性的高校教学管理组织来说，选择一种有利于高校教学管理的任务分配机制，是高校教学任务分配机制所要解决的问题。

2.有关高校教职员工的行为动力问题

行为动力问题的实质就是人们常说的积极性问题。与目标机制问题一样，从行为主体看，行为动力涉及对个体行为工作动力的激发及对由人所构成的组织动力的激发。高校教学管理的工作动力机制，由于其组织的内在逻辑，既不同于政府组织以权力为基础、以公共责任为机制的激励，也不同于营利性组织以利益为基础、以市场为机制的激励。学校组织的公共性以及有限的市场介入，使得高校教学组织与系统既需要责任机制，也需要一定的市场机制，然而它的责任机制不同于以权力为基础的公共责任机制——责任激励，市场机制也有别于以利益为基础的完全市场机制——竞争激励。尽管在很多的管理学和经济学的研究文献中，人们通常把竞争看作是激励的一种形式或手段。

在管理学的发展历程中，随着管理学家与管理实践者们对人的重要性的认识逐渐加深，激励的内涵也越来越丰富。从目的上看，激励就是调动人的工作积极性，提高工作效率，解决被管理者工作热情、积极性和创造性不足的问题，发挥其潜能努力工作。从内涵上看，人们已经认识到，不管人们如何界定激励，其核心都是激发人们按一定方式行为行动的过程。从激发的主体看，人们某种行为的激发可以来自它的管理者，也可以来自他的从事相同工作的同行或同事。来自前者的行为激发称为激励，来自后者的行为激发称为竞争。这样，教学管理中的动力机制就可以区分为激励机制和竞争机制。

（二）高校教学管理机制设计涉及的基本内容

1.高校教学管理的运行机制

在我们看来，高校教学管理的运行机制主要涉及教学目标的确立机制、教学决策机制以及教学任务分配机制。教学管理目标机制侧重于研究解决学校教学系统不同个体、个体与教学组织、不同教学组织系统之间有关教学目标、教学管理目标的统一问题。明确经过努力可以实现的目标，可以为行为个体提供动力，而且可以减少管理活动的成本投入，提高教学管理效益和教学效率。统一整合教学目标系统，将有助于提高教学管理的效率，为高质量地完成教学任务提供前提条件。教学及教学管理的目标一经确定，教学管理者就必须要考虑实现目标的手段、途径、方法和方式等问题。在现实的教学管理中，对于目标的实现存在着各种可能的手段和方法。为此，就需要在各种可能性中加以抉择，使管理的可能性转化为现实性。然而这个问题在传统的高校教学管理中并没有引起足够的注意。有关高校教学管理理论研究，都是在假定目标统一的前提下来展开其理论框架、设定其管理模式。教学目标与教学管理目标不仅受到人们的利益支配，更受到人们的教育价值观和管理理念的支配。不同的教育价值观和管理理念将形成不同的教学目标和教学管理目标。而教育价值观与教学管理理念的不同是现实的存在，并非人们的杜撰与空想。为此，需要在形成较为一致的教育价值观和教学管理理念的前提下，努力形成统一的学校教学目标系统。

2.高校教学管理激励机制

教学管理激励机制侧重于研究解决教学系统内部个体教学工作和教学管理工作的积极性问题。教学激励机制将依据激发的主体区分为激励机制和竞争机制。将高校教师及教学管理者视作有限理性人，而非理想化的道德人。

因此，高校管理者有必要在了解教师和教学管理者需要的前提下，通过满足教师和教学管理者的需要，来激发其工作动力。在理论分析与探讨的基础上，对通过高校所实施的分配制度本身的个案进行研究，揭示不良的分配制度不仅难以调动教学系统内部个体的工作积极性，反而有可能挫伤其积极性。高校教学的独特特征使得管理激励理论应用于高校教学管理面临一定的局限性。高校教学的组织特征、教学过程、激励对象以及制度安排等，都影响到高校教学管理激励的策略与效果。在此基础上，提出高校教学管理激励的行为模式、激励原则和实施策略。最后，对高校教学管理中的教师聘任制、分配制度以及课程与教学创新等激励问题进行分析，以期为教学激励实践提供参考。

3.高校教学管理的约束机制

教学管理的约束机制主要是研究解决如何防止与纠正对个体行为和组织行为在工作过程中可能存在的道德风险与偏离目标组织行为的问题。随着高等学校办学规模的扩大，教学质量的监控问题越来越引起人们的关注。不仅高等教育理论工作者关注，高等教育的实践工作者更是对此给予高度的关注。在一个规模较小的教学系统中，教学质量监控可能通过传统的手段与方式来实现。而在一个规模很大的教学系统中，传统的监控手段就很难实现监控的目的。

同样，对教学工作行为的制约也是如此。高校教学工作既有外在的制约因素，如国家有关高等教育的法律法规与政策，也有来自高校内部自身的制约因素，如学校内部的规章制度；既有来自社会舆论的制约与监督，也有来自作为受教育者的学生的制约与监督。如何将各种制约因素有效地整合与协调，以共同促进高校教学质量的提高，就是教学管理约束机制要解决的问题。

第三节　教学工作管理的实践方法

一、我国高等院校教学计划管理历程

专业人才培养方案是人才培养规格、目标及培养过程和方式的总体设计，不仅是学校保证教学质量最基本的教学文件，也是组织教学过程、安排教学任务的依据，是教学改革的核心和灵魂。

20世纪80年代前后，国家正处于计划经济时代的尾声，高等教育处于萌芽阶段。根据本校情况，修改并制订了本校的"实施性教学计划"，其实二者并无大的本质区别，仅仅是个别科目的课时有所变化。

在指令性计划经济时代，使用指令性教学计划是一种必然趋势，因为学校的一切活动都在计划经济框架下运作，招生、分配都是按计划有指标、有定向。当然，教学过程也是按照制订好的"国家指令性"教学计划运行。在教师们看来，教学计划由国家制订，教师的职责是执行。教师不去研究社会需求，不去研究开办新专业及培养目标的调整，不去研究教学计划体系的组成，更没有必要开展课程改革，按照职业岗位能力需要整合课程，按照理论必须够用为度，删减不必要的课程内容……当时，课程结构按"老三段"式——文化课、专业基础课、专业课，按照技术员的培养目标建构课程体系和课程结构。课程特点是强调学科性、系统性，轻实际而重理论。课程中包含着冗长而空洞的理论阐述，复杂的推导计算过程，理论计算多但很少与实际结合。

二、我国高校教学计划管理的缺陷

综观我国众多高等院校的教学计划工作，目前存在的问题突出地表现在以下几个方面：

一是教学计划与本校实际、区域经济发展要求相脱节。我国许多高等院校在编制教学计划时，只重视教学计划的完整性，对本校、本地区经济发展的实际情况考虑欠周到。这种做法的直接后果：一是部分课程临时上马，课程的教学质量难以保证；二是近年来出现了毕业生就业难，有些学校为了缓解毕业生就业的压力，看到哪种专业人才市场需求量大就办哪种专业，反映在制订专业教学计划时，对人才的社会需求缺乏深入细致的调查研究，采取了临近学生毕业改专业的做法。

二是对高校专业的课程设置、知识结构和能力结构研究不够。高等院校计划所开设课程的门数和课时数以及文化基础课、专业基础课和专业课的比例都存在随意性，对课程之间的衔接问题也缺乏相应的研究。

三是配套工作不完善。高等院校在编制教学计划的同时，没有做好各专业及课程配套的教学大纲、教材建设、参考资料、习题与训练等工作。

三、高等院校教学计划制订原则

高等院校制订科学合理的教学计划，必须遵循一定的原则，主要有：

一是科学性原则。对于高等院校的教学计划，要具有科学性，既要考虑到专业实际情况，又要符合教育规律。一般的高等院校专业，每周应安排在22课时左右，公共基础课、专业基础课、专业（技能）课的比例安排要科学合理。

二是计划性原则。高等院校制订教学计划一定要考虑各种因素的影响，经过研究论证后确定教学计划，要坚持计划的严肃性。计划一旦确定，就要严格执行，而且还要保持计划的灵活性。确定的教学计划应有一定的弹性，以便适应可能出现的各种情况变化的要求。

三是相对稳定原则。高等院校教学计划确定之后，应稳定一个时期，不能总处于变动状态，要在逐步完善的基础上，根据社会经济发展的需要，保持一定时期的稳定，否则就会使教学计划执行起来很困难，令师生无所适从。

四是实践性原则。高等院校在制订教学计划时应把实践性教学放在十分突出的地位，计划中的实践课与理论课的比例要达到1：1，特别要突出加强基本技能的训练和注重动手能力的培养。

五是监督性原则。教学计划制订和实施以后，就必须加强监督，要求教师的教学活动严格按教学计划执行。学校教学管理部门应该经常对任课教师的教学计划进行检查和监督。

四、高等院校教学计划制订要求

高等院校制订的教学计划必须具有以下几个特点：

（一）培养目标具体明确

高等院校在教学计划中，对学生的德、智、体、美、劳方面要有比较明确的要求。此外，高校院校在制订教学计划时，还要明确人才的培养规格，即学生所具备的知识、能力和素质结构。

（二）课程设置科学合理

高等院校的课程设置和总体结构必须考虑高等院校的教学特点和人才培养目标与培养规格。制订教学计划要考虑到教学内容的实用性和应用性，还要注意知识的实际运用，包括运用的条件、方法、手段、效果检查和评定等，主要精力不是放在理论分析和探讨上，教学内容要有较强的针对性。高等院校在制订教学计划时，课程的设置和结构应考虑以下四点：一是加强专业基础课的比重和教学工作，为学生的专业学习打下坚实的基础；二是专业课的设置应本着"少而精"的原则，突出基础知识和基本技能的教学内容；三是教学计划中课程的衔接问题，课程开设顺序必须根据知识的内在联系，按循序渐进的原则安排，同时，各门课程又有一定的横向联系，教学进程的时间也要科学，以便各门课程在互相衔接的基础上能够既有先后，又有交叉，前者为后者打好基础，后者通过运用、巩固得以加深前者，理论教学与实践教学也要衔接和同步；四是教学计划中各门课程的课时分配，要根据各课程的目的、任务、性质和特点及在专业中课程的地位、作用来确定，分配时间要保证重点课，照顾一般课，不能平均分配，从教学实践的效果出发，合理调整各课程的时数，要辩证地处理好拓宽知识面和保证主干专业课的关系，加强课程开发与课程的整合。

（三）重视实践教学环节

高等教育的特色与生命就是要突出实践性教学的核心地位，与社会生产实际密切联系，实践教学在教学计划中的课时应达到50％以上，实践形式可以按专业不同进行安排，包括认识实习、课程实训、顶岗实习、毕业实习、综合实训、毕业设计、社会调查和劳动实践。高等院校的实践教学应注意以下几点：

（1）理论教学实训化：高等教育不仅要使学生掌握生产的一般原理和程序，而且必须训练出精良的技艺。课堂传授理论知识应以浅显、够用为限，重点要强化实训过程，按课程方式组织实训教学。

（2）实训方式多样化：高等院校既要有校内教室、演示性实验室、验证性实验室，也要有校外的实习实训基地进行工艺性、设计性、可操作性实训，还要有实际生产一线的顶岗实习。使高校学生在多种形式和真实职业环境下获得最优化的教学效果。

（3）教学手段现代化：高等院校要加强课程教学的软、硬件建设，提高教学仪器设备的现代科技含量，引进多媒体网络教学。注意实训技术的先进性，面向区域经济社会发展、依托行业实践开办"模拟公司"和建立模拟实验室，通过校企项目合作办学，创立教学生产模式、科研生产模式、教学科研模式，不断深化教学改革，办出特色专业。

第六章　高校药学专业教师教学的能力

第一节　提升教师教学的专业能力

一、教师能力理论基础及内涵

（一）教师能力理论发展历程

教师能力理论最初萌芽于19世纪20—30年代，随着美国资本主义经济和政治的发展，公立学校迅速发展，而随着公立学校的发展，出现师范学校教育的需求。教师能力受到社会各界的广泛关注。1898年，美国哥伦比亚大学成立了师范学院，专门研究教师的知识和能力，反映了社会各界对教师能力的关注。纵观19世纪教师能力理论的发展，对教师能力的要求普遍较低，只需要具备简单的教学法能力即可。这一时期，可视为西方教师能力理论发展的萌芽期，西方国家学者认为教师能力即为简单的教学方法能力。

20世纪，随着西方资本主义国家普遍进入资本主义发展的繁荣时期，西方教育理论获得了较快发展。这一时期，美国的教育研究位于世界教育研究的领先行列。随着美国进步主义教育思想和实用主义教育思想的发展，美国学者对教师能力的研究获得了较大发展。第二次世界大战前，美国教师能力研究主要在心理学研究领域，发展相对缓慢。第二次世界大战后，随着世界各国政治、军事力量的变化，美国学术界和社会各界对美国教育质量的批评越来越多。1957年，苏联成功发射了第一颗人造卫星，这一事件使美国朝野震动。美国政府认识到，要在冷战中取得胜利，必须在科学技术上取得领先地位，而在科学技术上的领先地位，必须通过优质的高等教育来实现，即办好大学，培养优秀人才。1958年，美国颁布了《国防教育法》,《国防教育法》为美国确立了新的教育和科技政策,并在各级教育中加强了美国高等学校自然科学、数学、现代外语等科目的教学,并将其和技术教育确定为美国高等学校的核心教学内容。随着美国各级教育内容的变化,自然科学知识、数学、外语等能力作为教师能力的重要组成部分,受到教育界的重视。

20世纪70年代,美国佛罗里达州开展了教师能力研究,明确指出教师能力主要包括衡量及评价学生行为的能力、进行教学设计的能力、教学演作的能力、承担行政职责的能力、沟通能力、发展个人技巧的能力以及使学生自我发展的能力。这一时期西方学者对教师能力的研究获得了较大发展,并且从之前的实践研究朝着理论研究的方向发展。

20世纪80年代后,随着全球性教育改革,各国对教育质量,尤其是高等教育质量越来越重视。20世纪80年代,美国颁布了一系列教育法案,引发了教育界和学术界对美国教师能力的关注。这一时期西方学者对教师能力的研究越来越多元化,研究成果越来越多,涌现出了一批研究教师能力的学者,如毕斯考夫(B.G. Bisschoff)、格勒布勒(Grobler)、丹尼尔森(C.Danielson)、赫尼曼(H.G.Hene - man)、瓦特(D.Watts)、卡尔(O.Carl)和卡比拉(M.K.Kabilan)等。这些学者从不同角度对教师能力进行了研究,并提出了多种教师能力理论。进入21世纪后,教师能力的研究获得了进一步发展。

21世纪,我国教师能力研究体现出以下特点。其一,我国教师能力研究更加系统。这一时期,我国教师能力研究突破了经验层面的研究与总结,朝着理论方向和纵深方向发展。除了教师教学能力之外,还对教育心理学领域的教师能力进行了系统研究,对教师胜任力和教师能力结构、教师课程能力等方面进行了深入研究。

其二,教师能力研究呈现出以人为本的特点。教师能力研究与我国高校人才培养标准和人才培养质量息息相关。进入21世纪以来,随着我国高校教师教育人才培养中素质教育的推进,我国高校教师教育开始关注学生整体素质和能力的培养,注重以人为本,相应地要求教师也具备综合能力的发展,呈现出较强的以人为本的特点。

其三,教师能力研究呈现出以教师专业发展为主的特点。高校教师教学改革的主体为教师,教师教学改革离不开教师培训和教师发展。而教师培训和教师发展均十分重视教师专业发展,尤其是教师教学能力的培训。近年来,随着互联网信息技术的进步以及我国社会现代化改革的深入发展,为了满足社会对教师人才的多元化需求,我国高校教师教育逐渐建立了系统的教师教育标准,以确保教师教育的专业性,从而培养高质量水平的教师,促进教师的创新性发展,提升教师专业能力。而教师专业能力是教师能力研究的重要组成部分，因此从这一角度来看，教师能力研究呈现出以教师专业发展为主的特点。

（二）教师能力理论基础

教师能力发展离不开理论基础的支持，本节主要从能力种类理论、能力结构理论、能力技术理论三个方面进行阐释。

1.能力种类理论

能力种类理论即是指教师能力的种类具有多样化的特点，而非只有一种能力构成。教师能力种类理论认为，教师能力包括一般能力和特殊能力、模仿能力和创造能力以及认知能力、操作能力、社交能力等。

教师的一般能力是指教师在教学活动中所必须具备的观察能力、记忆能力、想象能力、创造能力以及抽象概括能力等。这些能力与其他职业所具备的能力基本相同，属于教师的基础能力。教师的特殊能力是指教师在教育中所表现出来的区别于一般职业能力的部分，如音乐教师在教学中展现出来的独特的音乐知识、素养和音乐教育教学能力等。

教师的模仿能力是指教师在教育教学过程中可以通过观察他人的授课模式、授课方法以及解决授课过程中出现的种种问题等，从而学习其他教师的教学实践经验，并且在教学过程中通过模仿其他教师的行为而达到顺利开展教学活动的目的。例如，刚毕业的青年教师模仿有经验教师的教学行为，普通教师模仿专家教师的教学行为等。

教师的创造能力是指教师在教学过程中除了模仿他人的教学模式和教学方法之外，由于教学情境的变化，教师在特定教学情境中通过发现新的联系和关系，而进行教学模式、教学理念和教学方法创新的能力，即称为教师的创新和创造能力。教学情境具有复杂性的特点，教师教学创新和创造能力是每一位教师在教学中均需要具备的能力。

教师的认知能力是指教师在教学中通过对教学信息的加工、储存和提取，从而不断提升对教学活动的了解和认识的能力。

教师的操作能力则是指教师在教学过程中通过对理论知识或其他教师的教学经验进行总结从而转化为自身的教学理论，并且在教学实践中应用这些知识的能力。

教师是一种极其特殊的职业，其所学的理论知识和经验均需应用到实践中，以达到培养和提升学生能力的目的。教师的教学行为是一种特殊行为，其必须在教学实践中对所学理论和经验进行应用和检验，并将其转化为教师自身的能力，才能真正达到提升教学水平的目的。教师的社交能力是指教师教学过程即是教师与学生关系的建立和发展过程，教师教学涉及多方面的因素，需要处理好各个方面的关系，其中包括师生关系、教师之间的关系、教师与家长之间的关系、教师与学校之间的关系等。教师只有不断提升其社交能力，才能处理好各方面的关系，才能使其为教学活动服务。

综上所述，高校教师能力研究离不开对教师能力的分类，而对教师能力的分类能够进一步促进教师能力研究的发展。

2.能力结构理论

能力结构理论是现阶段国内外学者常用的教师能力研究理论基础。国内外学者从不同角度对教师能力结构进行分析，从而形成了不同的派别。其中，具有代表性的为多元智力理论和三维结构能力理论。多元智力理论是20世纪80年代由美国心理学家加德纳（H.Gardner）提出的能力结构理论。加德纳认为，人的智力可划分为言语智力、逻辑—数学智力、空间智力、音乐智力、身体运动智力、社交智力、自知智力等七种智力。这种多元智力理论最初被应用于儿童智力结构研究，之后被教育专家和学者应用到教师教育研究领域，成为教师能力研究的重要理论。

三维结构能力理论由西方学者吉尔福特（J.P.Guilford）提出，他指出教师能力结构可以划分三个维度的智力结构理论，此外还提出教师智力可划分为内容、操作和产品。其中，智力内容是指个体听觉、视觉等能力，这些基础能力是构成教师智力活动的基本对象和材料。教师智力操作是指教师智力活动的过程，是在智力内容的基础上，包括教学活动的认知、记忆、评价等。教师智力产品则是指运用智力内容和智力操作的结果。吉尔福特的三维智力结构理论的提出为教师能力结构分析提供了新的思路。

3.技术能力理论

技术能力理论包括教师技术知识结构分析和教师技术知识培养两个方面。教师技术知识结构包括教师专业知识、教育技术知识、教育技术能力知识等内容。其中，教师专业知识是指教师应具备的知识。西方学者舒尔曼（Shulman）指出，教师必备知识包括学科内容知识、一般教学法知识、课程知识、学科教学法知识、有关学生及其特征的知识、有关教育脉络的知识、有关教育的目标、价值、哲学和历史渊源的知识等七个方面的知识。除了舒尔曼之外，其他学者从不同角度对教师知识结构进行了分类，将教师知识划分为学科内容知识、一般教学法知识、学科教学法知识等。除了以上教师技术知识结构分析之外，有的学者还指出了教师实践知识的重要性。教师实践知识是指教师个体在其教学实践过程中形成并运用的知识，由于教师教学具有复杂性的特点，不同学科的教学知识对教师教学的影响均需要通过教学实践发挥作用，因此一些学者认为教师实践知识是影响教师教学实践的终极知识。

教师教育技术知识是从教师教育的技术性角度进行的分析。科学与技术之间存在相互依存、相互渗透和相互转化的特点，科学是技术发展的理论基础，技术是科学发展的手段。近年来，随着现代科学革命和技术革命的兴起，科学与技术趋向一体化发展，科学与技术之间的联系越来越紧密。有的学者在技术本质分析的基础上，提出了教育技术的定义，指出教育技术知识包括创造性地解决教育教学实践中遇到的问题，在解决实际问题过程中形成的资源设计、开发、应用、管理和评价方面的知识，教育技术的方法论性质的知识等。

教育技术能力培养理论包括成人学习理论、学习迁移理论等。成人学习概念是于1968年由西方学者诺尔斯（Knowles）提出的，诺尔斯指出成人学习者具有独立的自我概念，学习自主性强，生活经验丰富，为学习积累了大量的基础；成人的学习需要与成人改变自我的社会角色密切相关；成人学习意在解决其在生活和学习上所遇到的问题，因此其学习以问题为中心，此外成人学习的内在驱动力强。成人学习理论为教师教育提供了理论基础。除了诺尔斯的成人教育学理论之外，其他学者还从不同角度对成人学习理论进行了阐释，在此不再一一赘述。

二、高校教师能力的构成及培养

高校教师能力自20世纪以来便引发了国内外学者的关注，从教师能力构成来看，国内外学者的研究角度不同，对教师能力的构成分类也不尽相同。本节主要对我国学者教师能力的构成进行分析，并重点对高校教师教学能力的构成和培养进行详细阐释。

（一）教师能力构成和教师教学能力构成

我国学者自20世纪末开始对教师能力进行研究，主要将教师能力的构成划分为三种类型，即种类构成、维度构成、领域构成。种类构成是指将教师能力视为一个由若干种子能力级构成的整体，它包括不同种类的下位能力，如教学能力、班级管理能力、教学设计能力、反思能力等。教师能力的维度构成是指从不同平行维度对教师能力进行分析，将教师能力划分为一级能力、二级能力和三级能力等。其中，教师的一级能力是指教师的基本认识能力、系统学习能力、调控与交往能力、教育教学能力、拓展能力等；教师的二级能力是指观察能力、注意能力、记忆能力、想象力、思维能力、自学能力、组织管理能力等；教师的三级能力则是指教学内容的组织加工能力等。教师能力的领域构成是从高校、教育、教学和教师个人等不同领域需求方面对教师能力进行的划分。

从教师能力构成来看，无论从哪个角度对教师能力构成进行分析，教师教学能力均为教师能力构成的重要内容。高校教师教学能力作为高校教师能力的重要组成部分，主要包括教学设计能力、教学沟通能力、教学实施能力、教学反思能力、教学评价能力、教学学术能力等内容。

教学设计能力，是高校教师教学的基本能力和核心能力，教师教学设计能力是将对教学内容的理解、对学生学习情况的理解作为基础来设计教学进程的总体、设计教学方法、采取何种教学组织形式的能力。教师教学设计能力包括教师对课堂教学目标的设计能力、教学内容和教学方法的设计能力、教学手段的设计能力以及教学模式和教学策略的设计能力等。教师教学设计能力能够体现高校教师教学能力。高校教师教学设计能力作为高校教师基本的、关键的能力，教师通常在其中融入自身对教学的理解，并体现高校教师教学的独特风格和个性。

教学活动中存在两个主体，即教师和学生，高校教师在进行教学活动中必须与学生进行互动，了解学生所需，才能更好地设计教学内容和教学方法，提升教学效率。高校教师教学沟通能力，主要指教师在教学活动中与学生进行有效沟通并且达成共识的能力。教师与学生在课堂上的有效沟通是师生和谐关系建立，推动教学活动发展的重要途径。

教学实施能力是实现教学目标的中心阶段的关键能力，教师教学活动的效果均需依赖教学实施活动，教师在实施教学活动时需要对教学活动策略进行选择，使教学方法和教学手段更加适合学生。例如，近年来，随着教师教学改革的进行，许多教师在教学实施过程中摒弃了"满堂灌"的传统教学方法，而是在教学中使用案例或其他教学方法，丰富和活跃课堂氛围，从而达到提升课堂教学效果的目的。

教学评价能力是指教师在教学活动中按照多元目标和多样方式对学生的教学效果进行评价。高校教师教学中，教师常采用定性和定量相结合的方法对学生进行评价。这种综合性评价方式不仅可以对学生在学习中的表现进行评价，还可以对学生的未来学习效果进行评价，有利于教师针对学生的学习特点进行有针对性的教学设计。由此可见，教师教学评价能力在教学活动中起着十分重要的作用，是高校教师教学必备能力之一。

教师教学反思能力是指教师在教学过程中对自己的教学行为、教学方法和教学决定等进行客观审视、判断和分析、整合的过程。教师教学反思能力包括教师的自我反思能力、教学反思能力、德育反思能力、生活反思能力、课程资源开发反思能力等。高校教师教学中的教师反思能力通过从学生、教师自身寻求问题，可以协助教师在教学活动中对自身的行为做出准确判断，并通过调整不断提升教学效果。

高校教师教学学术能力是指高校教师的学术能力和教学能力的融合，教师教学学术能力是高校教师的一种独特教学能力，中小学教师或幼儿园教师大多不具备这一能力。教学学术能力不仅对教学问题进行了阐释，还使用特定的教学方法对教学问题进行研究，并在实践中运用研究成果，或将教师的教学学术研究成果与其他教师进行交流，并从中进行反馈和反思。

综上所述，教师能力构成存在多元化特点，从不同角度划分可以分为不同构成，其中教师教学能力是教师能力的关键，在教师教学效果的提升方面起着极其重要的作用。

（二）教师教学能力的影响因素和培养

（1）高校教师教学能力的影响因素主要表现在教师自身的影响因素，高校教师教学能力培养受青年教师自身能力不足的影响，从高校教师专业理论、师德意识、专业知识的不足以及人际交往和心理压力，教学活动实施效能力等方面进行解读。

其一，高校教师教育专业理念意识不足。

高校教师教学能力的发展受学生专业理念的影响，如果高校教师自身的教学专业理念意识不足，或师德意识淡漠，不能本着为教师教学工作和学生服务的理念，在课前教学准备环节不能进行认真而有效的教学活动准备，在教学中不注重教学内容和教学方法的更新，无法满足学生的学习需求，必然导致教师教学能力不足。相反，如果教师具有较强的专业理念和师德意识，在教师教学活动中对每节课程认真对待，认真备课，并且在教学中不仅进行知识传授还进行道德培养，注重教育教学实践，那么高校教师教学能力必然得到较快发展。

其二，教师教学能力与教师自身的人际交往有关。

教师教学活动并不能单纯以教师个人的专业水平作为判断，一些教师，尤其是青年教师独立意识较强，崇尚人格独立，不注重人际关系交往，且高校教师在教学活动之余还兼具较强的科研压力，在重重压力下，教师个人的科研和教学工作常常发生冲突，而当高校教师对现实不满和对其他教师抱有不切实际的期望时，常常由于在实际工作中的心理落差而导致教师与同事之间的人际交往紧张。高校教师教学活动通常在高校这一特定的环境中产生，一旦高校教师与其他同事之间的人际关系紧张，则会对高校教师的教学能力产生较大影响。

其三，高校教师教学实践能力较差。

高校教师教学能力的发展不仅存在于青年教师行列，还存在于各个年龄段的教师群体中。教师群体教学实践充满实践性和复杂性的特点，高校教师群体，尤其是青年教师在实际教学环境中缺乏相应的实践教学经验，尽管一些高校教师在理论阶段对高校学生在课堂上可能产生的行为进行了预测，然而由于青年教师不能充分了解课堂环境，因此导致高校教师教学中，青年教师无法对所有教学状况进行预测，并在教学中达到预期效果。而青年教师在教学实践中面对没有预测到的教学状况往往表现出紧张、无所适从，从而降低青年教师的自我效能感和自信心。

（2）高校教师教学能力的影响因素与外界因素有关

高校教师教学能力的外界影响因素主要表现在高校对教师教学能力的影响方面，包括高校的氛围、考核机制、激励机制以及教学培训等。

①高校教学氛围的影响

传统的高校办学均以教学为主，为了教学而教学，近年来随着研究型大学的兴起，一些高校不再以单纯的教学成果对教师进行评判，而是以教学和科研双重标准对教师进行评判。这使一些高校内部呈现出较强的重科研而轻教学的思想，在这种思想的影响下，我国高校教师教学能力必然受到影响，不利于高校教师教学能力的提升。反之，如果高校的定位为教学型高校，高校内部的教学氛围良好，那么则有利于高校教师教学能力的发展。

②高校考核和激励机制的影响。

高校考核机制的设立即是为了帮助高校教师认识不足，促进高校教师的发展，从而提升高校教育质量。然而，部分高校则将教师职称评定作为高校教师的唯一考核标准。一些高校的考核机制中仅仅设立了高校管理人员对教师的评价和学生对教师的评价，评价体系和评价标准单一。由于教师职称评定与教研任务挂钩，易对教师产生误导，使教师专注于科研领域而忽略了教学，从而影响高校教师教学能力的提升。

激励机制是高校调动教师积极性的重要措施，由于我国高校内部缺乏有效的激励机制，无法对高校教师教学产生积极影响，从而不利于高校教师教学能力的发展。

③教师培训的影响

进入21世纪以来，由于知识经济时代的到来，对我国高校教师提出了较高要求，为了进一步推动高校教师教学能力的发展，我国进行了大量教师培训，并设置了多个教师教学发展示范中心以培养教师教学能力。然而，由于我国现阶段的教师培训和教师发展仍然以传统培训内容和培训方式为主，以满足当前教师发展的需要，不利于推动高校教师教学发展，从而影响高校教师教学能力的提升。

综上所述，高校教师教学能力的发展既受高校教师自身认知和动力的影响，也受高校所营造的教学氛围的影响。明确了高校教师教学能力发展的影响因素即可为高校教师教学能力的培养奠定基础。

（3）高校教师教学能力的培养

高校教师教学能力的培养可从增强教师的内外在动力、教师个人和高校等方面着手。

①高校教师教学能力培养的动力因素

高校教师教学能力培养的内在动力因素主要包括教师兴趣、责任、自我效能感等方面。兴趣是最好的老师，是高校教师进行教学能力培养的直接动力。只有对教师这一职业充满热爱，将这一职业当作终身的事业，才会对教学产生真正的兴趣，才能推动教学活动的发展。责任则是指高校教师对职业身份的认同。教师职业道德中最重要的一点即是责任心，责任心是教师教学的基础，也是教师教学的重要影响因素。教师只有树立了较强的责任心，才能在从事教学活动时充满动力，才能不断推动教师教学能力的发展。自我效能感是指教师自身对教师身份的认知与态度，当教师在教学活动中树立足够强大的自信后，即会对教学活动产生较强动力，从而推动教师教学能力的提升。

高校教师教学能力培养的外在动力因素主要表现在他人对教师的影响和激励等方面。高校教师教学能力的培养离不开外界动力的支持与鼓励。最常见的教师教学能力培养的外在动力表现在亲人的支持、学生的支持等方面。

②高校教师教学能力培养的教师个体自身发展因素

在高校教师教学能力的培养中教师个体的自身发展起着十分重要的作用。高校教师教学能力培养中教师自身发展因素首先表现在教师理念和师德意识方面。教育工作是一项极其复杂的社会工程，其具有较强的规律性，教育工作者应当认识和掌握教学工作规律，加强职业道德，建立专业理念意识。除此之外，从师德角度来看，教师应在教学过程中不断加强责任意识，深刻认识教师教学工作对学生学习成果的影响，在责任心的影响下，高校教师教学能力可得到较快发展。高校教师职业道德水平的提高也有利于提升高校教师教学能力。"爱岗、敬业、严谨、奉献"，是高校教师应当具备的基本职业操守，作为以教书育人为主要工作的教师，提高教师职业道德水平，会在潜意识中形成教师教学发展动力，从而达到提升高校教师教学能力的目的。高校教师教学能力的提高还与高校教师的终身学习态度和正确的教育观有关。教师只有树立终身学习的思想，才能在教学工作中保持学习精神和学习态度，从而不断推动高校教师教学发展。此外，高校教师的教育观是否正确也与高校教师的教学能力发展有关。当教师对教育事业心存热爱，将教育教学工作作为自身事业时，教师便树立了正确的教育观，此时尽管教师经验不足，然而只要始终坚持正确的教育教学观即可不断推动教师教学能力的发展。其次，教师教学能力的培养还与教师扎实的学科知识和教学理论知识，以及大量教学实践经验有关。只有掌握了大量的教学理论知识，教师才能了解学生、了解教学和教法，并且在教学实践中自觉运用理念知识进行教学分析与总结。教师教学能力的提升离不开教学实践活动，只有开展大量教学实践活动，教师教学能力才得以发展。最后，教师在学习理论知识和进行大量教学实践的同时还应进行深刻教学反思，唯其如此才能将书本上的教学理论和教学实践真正转化为教师教学能力，从而提升教师教学能力。

③高校教师教学能力培养的高校因素

高校在教师教学能力中起着重要影响作用，高校可通过青年教师培训、关注教师心理，建立有效的考评机制，调整教师薪资待遇等方式提升高校教师教学能力。

首先，教师培训是提升高校教师教学能力的重要因素。高校教师培训可划分为职前培训和职后培训两个阶段。职前培训主要指青年教师的培训，职后培训则主要涉及各个年龄阶段的骨干教师培训或全员教师培训。当前，我国高校已设置了较为系统的岗前培训体系，高校作为实施岗前培训机制的重要机构，其岗前培训是否得当和到位对高校教师教学能力培训起着关键作用。除了岗前培训之外，我国还初步建立了职后培训制度。1980年，教育部指出："全国重点高等学校三项任务之一是为一般高等学校培训师资，在教学上起示范作用。"我国的这一政策为我国师范院校在职教师的进一步培养和进修工作奠定了政策基础。自1980年开始，北京师范大学作为我国的重点师范大学，为了支持我国师范院校教师进修开设了丰富多样、名目繁多的进修班，成为20世纪八九十年代我国高等师范院校教师进修的主要基地。此外，我国其他师范院校开始有计划地分批次支持在校教师进行脱产学习或到外校进修、出国进修等。当前，我国职后教育培训体系逐步形成和完善，使我国高等师范学校在职教师培养体系与我国职前教师培养体系联合起来，成为我国师范教师培养的综合体系，在教师教学能力培养中起着十分重要的作用。

其次，关注教师心理。教师心理与教师个人在工作中的积极表现有关。高校教师不仅面临着较强的教学压力，还面临着较强的科研压力，且受信息技术的发展，学生的综合素质和水平发展不均衡，这要求教师在教学工作中投入更多精力和时间，而高校教师除了工作之外还需要照顾家庭，长此以往不利于教师心理健康发展。因此，高校应积极关注教师的心理状况，以便为教师教学能力的发展奠定良好的基础。

最后，建立有效的考评机制。当前，我国已初步建立了教师考评机制，然而大部分高校的考评机制多与职称评定挂钩，对教师的科研成果、论文发表数量等有着较多要求。从而导致我国教师在科研领域投入大量时间和精力，而在教学上投入的时间和精力遭到压缩，致使我国高校教学质量呈现下降趋势，教师教学能力无法得到有效发展。高校只有建立有利于教学工作发展的公平合理的评价体系才能不断增强教师的成就感，推动高校教师教学工作发展，从而为教师教学能力发展奠定基础。

除以上几个方面之外，教师的薪酬待遇也与高校教师教学能力的培养存在一定影响。高校教师，尤其是青年教师面临着结婚、买房、生子、照顾老人等一系列的现实问题，只有当教师解决了现实问题时，才能在教学工作中投入更多时间和精力，从而提高自身教学的能力水平。

三、高校教师专业化发展模式及途径

（一）高校现阶段教师专业化发展现状

我国高校现阶段的教师专业化发展中存在着发展观念不合理、发展制度偏向科研、教师专业化发展受壁垒制约等特点。

1.高校教师专业化发展观念不合理

高校教师专业化培养需要花费大量时间和精力，研究表明，培养一位专业化的大学教师，一般来说，本科生需8~10年，硕士需5~7年，博士要2~4年。然而，当前我国高校教师专业化发展观念存在不合理现象，出现了教师专业发展和教学发展之间的疏离。一些高校教师在取得了硕士学位或博士学位之后，在教师专业学习方面取得了一定的成就后，自认为获得了较高成就，却忽略了教师教学发展，从而产生教师专业发展和教学发展的疏离。由于高校教师在现阶段面临着教学、科研与服务等多重角色，而随着教师大众化和普及化的发展，高校学生群体呈现出个性化发展的趋势，教师专业学习的目标和要求更加复杂，进入了学术发展过程，这些均不利于高校教师教学的发展。

高校教师的专业化发展和教学发展的分离是世界各国高校教师教育中面临的普遍问题。早在2010年，英国高等教育学会负责人指出英国教师培训中即存在标准不一致的问题，出现了教师教学发展和教师专业发展的分离。

2.高校教师专业化发展制度偏向科研

高校教师专业化发展制度呈现出科研至上的特点。改革开放以来，我国高等教育坚持科研兴国战略，在科学技术方面取得了一系列成果。一方面，我国高等教育在培养科研人才方面取得了重大成果，培养了一批高层次、顶尖科研人才，对推动我国高精尖知识向技术的转化，以及经济的增长方面发挥了重大作用。另一方面，高等教育作为我国最重要的科研基地，在科学技术的发展和创新方面取得了重大成果，为我国科技创新提供了智力支持。高校科研领域的成果，推动了我国高校整体水平的发展，同时对我国高校教学理念产生较大影响。

21世纪以来，随着我国高等教育进入大众化发展阶段，高等教育改革中出现了较强的科研发展趋势。例如，高校人事管理制度中通过提高学科带头人、骨干成员的待遇，为我国高等院校进一步吸引、留住人才以及建设高水平的科研队伍奠定了基础，也为我国建设一流大学创造了条件，然而与此同时也不可避免地在高校中树立科研为主体的教育观念。此外，随着我国"211工程"和"985工程"以及双一流大学建设工作的开展，各个高校加强了对科研人才的培养。一些高校在促进科研人才培养和开展科研工作时忽略了教学工作的重要性，过分强调科研工作在高校工作中的重要性，从而导致高校教师专业化发展制度偏向科研领域，忽视了教学发展。高校教学工作是教师工作的重中之重，也是高校人才培养的基础，忽视教学发展，即对高校教师专业化发展产生强烈的影响。

3.高校教师专业化发展受壁垒制约。

进入21世纪以来，随着知识分层分类的发展，学科知识朝着复杂化、边缘化和交叉化的方向发展。高校专业学科之间的壁垒更加鲜明，学科领域所构成的知识更加多样化。在高校学科体系中，某一学科与其他学科之间联系得更加紧密，许多专业学科和交叉学科之间存在知识联系。然而，高校学科间的专业壁垒却阻碍了不同学科之间的专业交流与合作，使学生的知识发展被禁锢在相应的专业学科之中，难以建立全面而系统的知识体系。高校的这种专业学科之间的知识壁垒不利于高校教师专业的发展。

（二）高校教师专业化发展模式和途径

我国高校教师专业化发展主要表现为四种模式，即平台支持模式、培训指导模式、自主发展模式、混合生成模式。

平台支持模式主要包括教师/教学发展中心、学科专业发展平台、教学学术共同体、项目平台等以构筑平台形式推动的教师发展路径和操作方式。其中，教师/教学发展中心是指以推动本校教师发展为目标的组织，当前我国许多高校均设立了教师教学发展中心。学科专业发展平台是教师发展的重要途径，高校通过制定相关政策和制度创建了学科专业发展平台的教师专业发展模式。教学学术共同体作为高校教师专业发展的典型模式，致力于创新教学实践活动。教师学术共同体模式的建立不仅可以在课堂教学中进行学术研究，还能够通过建立网络教学论坛等方式在学院层面推动高校教师专业化发展。项目平台是高校教师专业化发展的平台支持模式之一，是高校教师为了特定的目标而进行研究和实践的途径。

培训指导模式包括教师入职培训、教学督导、教学评估等以专题形式组织的培训和指导性教师发展路径和操作方式。教师培训模式中的入职培训是为了使高校教师更加适应教师角色而设立的。我国高校教师的入职培训规定了教师必须接受的理论学习和教学实践，当前我国高校入职培训主要以集中授课的方式为主，形式较为单一。教学督导是伴随着高校教师发展中心的设立而设立的，我国当前已建立了一支高校教师教学督导队伍，这支队伍成为我国高校内部质量保障体系建设中的不可或缺的力量。高校教师教学督导是我国高校较为传统和常见的方式，为推动高校教师发展提供了有效模式和途径。高校教学评估活动是为了促进课程体系和专业建设或出于对高校课程质量和教师教学水平的评估而推动教师和教学发展的重要模式。

自主发展模式包括教师自我指导、情境学习和建立档案袋等教师主动的发展方式。教师自我指导是教师个体对从事教师工作的感受、接纳和肯定对其教学效果和教学行为产生的主观内在动力。高校教师的自我指导是教师发展模式的重要途径之一。情境学习是高校教师发展的模式之一，情境学习通过教师对学习情境的构建，推动教师专业发展。除此之外，建立档案袋也是高校教师专业发展的重要途径。我国高校教师在日常的教学工作中包含许多的文本档案，如专业设置、教学大纲、教学参考文献等，档案袋中的文档对教师教学风格和教学特色的形成具有十分重要的作用。

混合生成模式包括专业协会和网络模式等教师发展路径和发展方式。其中，专业协会是指在教师专业发展中起着积极作用的从业人员。我国高校教师发展建立了中国教育学会、全国教师教育分会、中国高等教育学会等组织，这些组织通过组织教师发展活动而推动教师专业发展。网络模式是指借助网络技术建立的教师专业发展模式，如全国高校教师网络培训中心，以借助网络教学资源促进教师专业化发展。

第二节　增强教师教学的科研能力

一、高校教师科学研究综述

（一）高校科学研究的理论基础形成

1.高校科学研究的萌芽

现代意义上的科学研究是随着哲学和自然科学研究活动的开展以及近代大学的创立，首先在欧洲开始普遍兴起的。在中世纪的大学里，科学研究不在大学工作之列，大学在整个社会创造性智力生活中没有发挥出重要作用。虽然当时出现了一些分散的个体科学研究，但这只是教师的个人兴趣和爱好所致，在大学里根本没有明确的地位。随着"文艺复兴"和近代科学的诞生，自然科学的内容进入了高校的大门，科学研究也初步从哲学和社会科学领域向自然科学领域发展，17世纪以后的近代科学技术时期大学科学研究的广泛开展为高校的发展奠定了重要基础，如英国的爱丁堡大学、牛津大学、剑桥大学等。这时期各高等学校的科学研究主要还是教授个人或以教授个人为核心的小规模研究，参与科研的人数较少。因此，高等学校这一时期的科学研究应该称为萌芽阶段。我国古代的高等教育产生于封建社会，战国时期齐国设立的"稷下学宫"是第一个由政府设立的高等学校，那时传授学问和研究学问混为一谈。而汉朝的太学则是一种比较正规的以传授知识、研究专门学问为主要内容的大学。唐朝时，我国封建社会的高等学校有很大的发展，分为国子学、太学、四门学、书学、算学、律学等，但教学和科研这两项职能尚未得到分化。我国唐代以后，从北宋到清代的书院乃是一种特殊类型的高等学校，其突出的一个特点是学术研究与教学相结合，学术研究是书院的教学基础，书院的教学又使学术成果得以传播和发展。可见，在我国古代高等学校里也在进行科学研究和学术活动，但仅仅只是作为为教学服务的附属活动而已。

2.高校科学研究的形成

17世纪中叶以后，随着资本主义生产力的发展和科学技术的进步，高等学校以人文知识为主要研究对象的传统开始被打破，近代自然科学研究越来越成为高等学校的重要内容，高等学校内部的科研人员、科研内容、科研方法、科研机构、科研的组织管理以及科研的地位和作用等都发生了一系列的变化，科学研究开始成为高等学校的重要任务和职能。专门的科研机构和大量主要为科学研究所用的实验室在高等学校建立，这标志着高等学校的科学研究已由无组织的、分散的个体研究向有组织的集体研究发展。

19世纪初普法战争失败后，德国的社会名流和有识之士把这次失败归罪于教育，对宗教神学、亚里士多德形而上学的教学内容极为不满。著名的哲学家约翰·戈特利布·费希特（Johann Gottlieb Fichte）针对当时德国大学办学中的这些弊端，鲜明地提出了举办大学的两条原则，即"学术自由"和"教学与科研相结合"。这些思想得到了德国教育大臣（国家文化和教育局局长）威廉·冯·洪堡（Wilhelmvon Humboldt）（1767-1835）的支持。于是在1810年，洪堡按照这两条原则创办了柏林大学。柏林大学强调科学研究的重要性，要求教学与科研相结合。洪堡认为，教师应该为发展科学而教，教师和学生在发展科学的基础上相结合，指导学生参与一定的科学研究活动；教师不仅要具备教学的能力，还应具备从事科研和推动科学进步的能力。洪堡在所创办的柏林大学中还提倡"学生以大学教授为导师，协助教授进行科研，然后在研究过程中受到教育并培养自己在学术上的爱好"，并明确规定了大学生应参加科研工作。学生通过参加科研工作，可以加深对所学知识的理解，还可以培养科研能力，并指出学生的主要任务是学习和科研，教学与科研就这样有机地结合在一起。直到第二次世界大战之前，洪堡式大学的这一传统思仍在许多国家的大学里处于支配地位。高等学校科学研究就这样形成了。科学研究在越来越多的国家逐渐成为高等学校的两大职能或主要任务之一。

3.高校科学研究的发展

从高等教育的发展史来看，高等学校与社会乃至与企业界的联系与合作始于国。20世纪初，美国的一些公司开始与大学合作培养人才、建立科学实验室。1921年，已有526家公司建立了依赖大学教学和科研的各种研究机构。在第二世界大战期间，联邦政府、企业界和大学开始齐心协力发展大学和企业的联合。二次世界大战后，这种合作又有了新的发展，建立了以大学为中心的教育、科研、产联合体，形成了高技术密集区或叫高技术园区。举世闻名的硅谷就是以斯坦福大学为中心建立起来的高技术密集区。该区1951年建立，已经拥有1800多个技术企业。到20世纪80年代中期，美国就建立了100多个科学技术园区。20纪初到20世纪80年代是高等学校科学研究的迅速发展时期，是产学研相结合时期。洪堡式大学崇尚"纯科学"的理论研究，坚持"纯科学"至上的办学思想，致力于新知识的探索，将科学研究的目的和价值完全放在科学知识本身的积累、完善进步上，忽视了大学的科研在直接解决经济、技术和各种社会实际问题上的作用贡献，这在一定程度上造成了科学与工业界及社会各界的分离，使得许多大学的秀科学家避开工业和社会各界而潜心于纯理论的学术研究。随着现代科学技术经济社会生产的发展，大学科研需要走出校门，适应科技进步和社会发展，而且生产的发展也呼唤大学科研从"象牙之塔"走向"科技公园"。因此，大学科研逐渐发展成为产学研结合，与科技、经济和社会的发展融为一体。国家大学科技—是经国家科技部、教育部共同批准认定的科技创业服务机构。国家大学科技园作为科技企业孵化器的组成部分，是区域经济发展和行业技术进步的主要创源泉之一，是大学实现社会服务功能和产学研结合的重要平台。到2006年，经国家科技部、教育部共同批准认定的国家大学科技园共62家。2017年昌平大学科技园工作进展顺利，截至2017年12月31日，华北电力大学、中国石油大学、中政法大学、北京农学院、北京化工大学、中央财经大学、北京电影学院7家大学科技园入驻企业588家，总注册资金36.49亿元，总经营面积36606平方米，总就人数4515人。其中2017年新增企业75家、注册资金10.03亿元。2016年大学科技园入驻企业产值12.38亿元。

（二）高校科学研究的基本类型

1.基础研究

"基础研究旨在探索自然现象、社会现象和物质运动基本规律为目的的研究，追求发现和创造，为应用开发提供科学指导。"基础研究的目的在于扩大知识领域，探索自然界的基本规律，加深对客观世界的认识，而不在于直接应用，获得经济收益，其研究成果的实际应用有时不能完全预见。基础研究周期长，研究成果很难预测，其研究成果不能直接转化，但基础研究一旦有所突破，就会对科学技术的进步和社会生产、生活的许多方面带来广泛而深远的影响，使人类对自然界规律的认识迈向新的高度。基础研究是国民经济和社会发展的基本动力，未来经济和社会发展中的基础理论和技术问题都是要靠基础研究创新理论、技术和方法来解决。基础研究具有开放性和国际性，衡量国家综合实力的国际化指标是看基础研究的研究水平。按其性质，基础研究又可以分为两类：一类是纯基础研究，它没有明确的应用目的，其成果的价值主要表现在学术水平上；另一类是应用基础研究，它具有比较明显的应用背景和间接的生产服务价值。高校具有基础研究的优越条件，为高层次人才的培养和科技创新奠定了基础。高校要在国民经济建设、国防建设和社会发展中有所突破，就要突出重点的学科前沿领域，结合本身的学科优势和特色，加强基础研究队伍的建设，如计算机网络技术信息、显示技术与通信技术等领域取得具有重大理论价值和应用价值的成果。

2.应用研究

应用研究主要是对国民经济、社会发展以及人口、资源、环境等方面的重大科技问题的解决，为经济和社会全面、协调和可持续发展提供强有力的科技支撑。如劳动生产率的提高，经济结构调整和升级换代的促进，转变经济增长方式、提高经济增长质量和效益等。应用研究是使用基础研究的理论直接解决当前生产或临床具体实际问题的研究，具有很强的应用性和针对性。应用研究以基础研究的成果为平台，直接联系科技进步和经济发展，是高校科研工作的另一重要方面。应用研究既是基础研究的继续，也是基础研究和发展研究之间的中介。

3.发展研究

发展研究是运用基础研究和应用研究及实验的知识，为了推广新材料、新产、新设计、流程和方法，或为了对现有样机和中间生产进行重大改进的任何系统活动。也就是将基础研究和应用研究的成果进一步扩大，是有非常明确的应用标的研究，主要目的不是获取知识，而是将知识应用于实际生产。它包括结合实生产进一步放大实验已有成果的研究，对已有科技成果新用途的研究，在该研究领域中寻求其他新发现。

积极开展科学研究，培养高级专门人才和发展科学技术文化是现代高校的首任务。高等学校对各级教师不同水平的科研要求是高校教师职务的任职规定。不同层次、类型的高校在开展科学研究的时候，根据高校自身发展目标，应突出点，分类指导，根据国家需要和自身实际，分层次、多模式、有重点地开展科学研究科技开发工作。不同学校在处理基础研究、应用研究、发展研究之间的关系时要有侧重。教学型高校和师资力量相对薄弱以及新办（升格）的高等学校，首先要把教学工作做好，在保证教学质量的前提下，开展一些科学研究。一般高校应注意逐步形成和发挥自己的优势，努力在某些研究领域形成自己的特色。重点大学应该逐步建立"两个中心"，既是教育中心，又是科研中心，既要培养高质量的专门人才，又要在科学研究上做出重大的原创成果，成为国家科学研究的重要依靠力量。

二、高校教师科研行为分析

（一）高校教师科研行为的性质

1.科研行为是实施职业权利的行为

对术业有专攻的高校教师而言，从事科学研究是一种职业权利。该职业权利包含了法律权利的基本内容。法律权利是指"法律关系主体依法享有某种权能或利益。一方面权利主体可以做出或不做出一定的行为；另一方面也可以要求他人做出或不做出一定的行为"。正如前文所述，法律权利包括政治权利、民事权利、社会权利、诉讼权利。科研行为作为高校教师的职业权利不同程度地蕴含了法律权利的所有内容。从政治权利的角度来看，公民享有言论自由权，每一位高校教师都享有表达思想的自由。而科研在某种意义上是思想自由、言论自由的一种体现。从民事权利的角度来看，科研成果的产出及转化能带来可观收益。高校教师因其智力付出而享有占有、使用劳动成果收益的权利，这种取得收益分配的权利本质上就是财产权利的体现。从社会权利的角度来看，公民有从事科研、文学艺术创作的自由。就教师个体而言，在遵守科学精神及法律规则的前提下，教师的科研不受任何组织和机构的干涉。从诉讼权利的角度而言，教师有权利制止他人的剽窃、抄袭行为，并对因此而造成的损害有要求赔偿的权利。

事实上作为一种法律权利，科研无论是基于教师的职业权利还是基于公民的基本权利并没有实质区别，每个公民都可以从事科学研究活动。高校教师科研行为的性质之所以强调是一种职业权利，是因为高校教师科研还存在一种职业的驱动。对非教师的公民而言，虽然科研是一种法律权利，但完全可以放弃；对教师而言，因为职责所在，科研成为一种不可随便放弃的权利。因此对高校教师而言，科研是实施法律权利的行为，更是一种履行职业义务的行为。

2.科研行为是履行职业义务的行为

对传道授业解惑的高校教师而言，从事科研是一种职业义务，也是法律义务。法律义务是指"法律关系主体依法承担某种必须履行的责任，表现为必须做出或不做出一定的行为"。就职业义务而言，科研行为是高校教师应当具备的职业素质；就法律义务而言，它是高等教育制度对从业教师的基本要求。

首先，从事科研作为职业义务，是高校教师应当具备的职业素质。基于高校教师自身专业发展，科研是教师强化专业知识、提升科学修养、提高智力素质的主要途径，是教师体现其社会价值并与社会沟通和交流的科学行为；基于教学需要，随着知识更新速度的加快，仅仅传授已有知识及技能不能满足高等教育培养人才的需要；基于培养创新人才的需要，高校教师从事科研是丰富教学内容、拓宽教学视野、引领未来的行为；基于教师自身的职业发展，科研是体现教师自身价值的一种方式，被同行认同、被社会尊重的重要依据是教师科研中所取得的成就；基于教师的自我修养，科研以探索真相、追求真理为目的，其过程实质上就是考量教师诚实、吃苦耐劳的品质以及锲而不舍的精神，是教师自我完善、不断提高的重要方式。

其次，从事科学研究是大学教育制度对从业教师的基本要求。高校承担着培养人才、创新知识、服务社会的重要使命；同时科研水平是提高高校社会影响力及知名度的重要尺度。高校教师是完成三大使命的主力，是各类高校提高其知名度及影响力所依靠的重要力量。《中华人民共和国高等教育法》关于高校教师应具备的四项基本条件的规定，其中科研便是基本的条件之一。不仅如此，各类高校普遍都有教师应承担科研任务的规定。具体到我国各类高校，不论是研究型大学还是教学型大学，对教师的科研都有具体明确的规定。每所高校都有关于教师科研工作量考核办法的规定，将教师科研进行量化管理，将各类不同形式的科研成果细化为不同的分值。不仅规定教师每学年应完成的基本科研工作量，而且将科研工作量的完成情况与每学年的年终考评相关联，在完成基本科研工作量的前提下，科研成果的数量和质量直接影响教师的职称评审。这种将教师科研制度化的做法，不仅在中国大学盛行，国外的大学也无例外。1913年，在美国约翰·霍普金斯（JohnsHopkins）大学18位教授倡议下，美国大学教授联合会正式诞生。该教授联合会提议美国各高校应实行"学术自由和终身职位的原则"。到1970年教授联合会的该项提议被美国私立和公立大学普遍接受，教授终身制成为美国高等教育管理体系的一项重要制度。在取得终身教授资格方面，各个高校虽然各自有不同的规定，但教学、研究和服务是获得终身教授的基本条件。理论上三方面同样重要，但实际上几乎所有的研究型大学都将学术成就和科研成果作为获得终身教授最重要的评判条件。哈佛大学在招聘终身教授时，在世界范围首选已经在学术上获得显著成就的教授。至于教学方面的表现，按照哈佛大学的观点，就是卓越的学术成就能够弥补教学上的不足，但出色的教学效果不能补偿学术能力的不足，所以科研学术能力及成果实际上是唯一考量的标准。曾经的哈佛大学校长科南特（J.B.Conant）对终身教授的聘用有明确的说明："学术价值是遴选教师最重要的标准，从某种意义上讲，可以说是唯一的标准。聘用教师必须看他是否具有学术创造力和学术造诣。如果一位教师没有学术才能和潜力，即使他情操高尚、品行端正，在工作中勤勤恳恳、兢兢业业、任劳任怨，那也没有资格在哈佛大学任教。"恪守传统的英国，即便是像牛津大学这样的高校在19世纪依然坚持认为大学是培养人才的地方，科研并不是大学的职责。"大学不鼓励从事高深的研究，它们只是大学教师作为个人爱好的追求。"牛津大学将科研排除在外的做法，遭到英国社会各界的非议。1850年皇家调查委员会对牛津大学进行调查，经调查认为因缺乏一批献身于科学研究和学术教育的学者，使牛津大学和英国都蒙受了重大损失；牛津大学缺少高深的科研成果，有损于牛津大学的声誉，影响它在国家中的地位。根据皇家调查委员会的调查报告，英国议会颁布《牛津大学法》，要求牛津大学建立高水平的教师队伍，既从事教学又进行科研，同时按专业设系，使大学的结构从以古典学科为中心的体系转化为以专业为中心并与职业对口的体系，使专业的教学与科研和实际结合起来。在牛津大学的影响下，19世纪中期开始，学术研究成为英国各个大学的职责，大学教师进行学术研究成为教学之外必须承担的工作任务。

上述情形说明，无论是基于爱好或是基于职业素质的完善，还是基于大学科研制度的强制，从事科研已成为高校教师应当履行的义务。

3.科研行为属于法律行为

科研行为是探索真理、认识客观世界的活动过程。科研行为既包括抽象思维和缜密推理，也包括取得科研成果的手段和使用科研成果的方法。法律行为是指人们所实施的、能够发生法律效力、产生法律效果的行为。所谓科研行为属于法律行为，仅指科研人员取得成果的手段和使用科研成果的方法，不包括抽象思维和缜密推理。因为科研活动具有独立性，是思想自由、言论自由的体现。科研过程中的思维和推理是属于主观有意识的思维活动，不受法律的控制。而取得科研成果的手段和使用科研成果的方式则属于人们所实施的、能够发生法律效力、产生法律效果的行为。如果科研成果的取得和使用是通过诚实劳动并且不违反法律、行政法规的强制性规定和社会公共利益或社会公共道德，该科研成果的取得和使用将产生积极的法律效果。即科研成果的创造者将会取得知识产权法所授予的对智力劳动成果所享有的独占权。如果成果的取得和使用违反了相关法律和法规的规定，损害了社会公共利益或公共道德，则应当承担相应的后果。我国民法通则118条规定：公民及法人的著作权、专利权、商标专用权、发现权、发明权和其他科技成果权受到剽窃、篡改、假冒等侵害的，有权要求停止侵害，消除影响，赔偿损失。从该条规定可以推知：科研过程中的剽窃、篡改、假冒属于法律禁止的行为。科研成果的取得和使用要具有合法性，说明科研行为已不仅仅是受科学精神引领或学术传统感召的活动。

（二）高校教师科研行为的特点

1.科研行为是教学与科研相统一的体现

"科研与教学相统一"是现代大学所遵循的基本理念或原则，该原则是19世纪初柏林大学的创始人威廉·冯·洪堡所倡导的。按照洪堡的观点：大学是研究学问的场所，不断地研究、追寻学问是大学必须坚持的原则。在大学这种研究学问的场所，教师和学生都是为学问而存在。教师不仅仅传授知识，学生也不仅仅是被动学习。教师通过研究进行教学，研究成为培养学生的主要途径，教学也成为促进研究的一种手段。大学教师应该将研究过程中的思考和成果直接用于教学，使学生获得知识的同时，对研究产生兴趣并获得快速发展。从培养学生的立场出发，教学对教师的研究来讲是必要的。由此可以看出，洪堡关于科研与教学相统一的原则，其核心始终是科研以培养学生为目的。

在洪堡所处的年代，大学规模不是很大，学生人数不多。作为研究学问的场所，大学的学问涉及的领域主要在哲学、神学、法学、医学等人文学科领域，自然科学作为世俗的学问在大学还没得到充分的重视。大学教师科研的动机单纯，研究出于爱好。大学本身被视为"象牙塔"，远离尘嚣，为教师、学生研究学问提供了适宜的研究环境和活动空间。大学教师对学问的研究主要是对哲学、神学及法学领域的传统权威学说进行注释、解释，在此基础上加入自己的创造性认识，并提出新问题。而对神学、哲学、法学等诸多学问的研究很适合在教学中进行，因此科研与教学相得益彰。洪堡的办学理念使柏林大学声誉鹊起。科研与教学相统一的原则也因为柏林大学的成功被美国、法国、英国等国的大学效仿，成为现代大学教育的基本理念。到19世纪末，教学与科研并举在大学形成共识，成为世界各国大学普遍坚持的原则。我国各类高校也将教学与科研作为基本的办学原则，《国家中长期教育改革和发展规划纲要（2010—2020）》再次重申强调：应"促进科研与教学互动、与创新人才培养相结合"。

教学与科研相长，是高校教师科研行为的一个特点。从事科学研究，高校不是唯一的场所，高校教师也不是唯一的主体，高校之外的其他科研机构及其科研人员在各自领域从事与高校教师同样的科学研究行为。从表面看，高校教师的科学研究行为与其他研究机构的科研人员并无区别，本质都是探索未知、创造新知识的一种认识活动，但高校还是培养专门人才的场所。从培养学生的立场出发，高校教师的科研行为本质上还是教育学生的行为，高校教师的科学研究行为和学生有千丝万缕的联系。科研过程能引领学生感知探索创新知识的乐趣；科研成果的取得能激励学生对科学研究的兴趣，科学研究给社会共同体成员带来的福利能培养学生强烈的社会责任感。对高校教师而言，科研是探索未知、创新知识的认知活动；科研同时也是教学的内容及组成部分；科研与教学相统一，这是高校教师科研行为与其他科研机构研究人员的科研行为最本质的区别。德国学者雅斯贝尔斯在评价科研和教学的关系时曾说："科研和教学的结合是大学至高无上且不可替代的基本原则，只有那些亲身从事科学研究工作的人才能真正地传授知识。最好的科研人员应该首先是大学教师。"关于高校教师与科研和教学的关系，我国学者中科院院士钱伟长说："你不教课，就不是教师；你不搞科研，就不是好老师。大学必须拆除教学与科研之间的高墙，教学没有科研做底蕴，就是一种没有观点的教育，没有灵魂的教育。"

随着大学规模的扩大，大学教育由最初的精英教育发展为大众化教育，小班教育被大班授课所取代。大学的学科呈现多样化的发展，大学教师的科研也呈现出多样化的特点。高校教师科研的外部环境和内部条件都发生了巨大的改变，教师科研行为明显受到市场、政策及资金的制约。科研不再是教师的业余爱好。科研行为成为教师努力追求的活动，甚至逐渐成为教师的一种职业，科研与教学呈现相分离的趋势。不仅如此，"科研在大学成为占主导地位的意识形态。教学成为试图与科研相斗争的意识形态，并且作为一种对立的、具有自我的项目，教学是寄生在科研作为一种意识形态的基础之上的"。作为教师群体也会有两者很难同时兼顾的抱怨，但无论争议多大，教学与科研是大学不变的使命。作为底线，大学不能为了获取利益和学校声誉而放任教师只进行有利可图的科学研究活动。事实上，一些获得政府资金或社会基金支持、资金规模很大的科研项目，科研的针对性和导向性很强并且需要大量的人员协作。此类大规模的科研项目不仅会给大学和从事具体研究的个人带来可观的收益，而且会明显提升大学的社会声誉，但同时经常会引发与大学教学之间的冲突。为了避免教学和科研的本末倒置，大学通常都会采取一些特别的处理方式。美国一些知名大学的做法具有代表性。通常大学会选择另外成立相关但独立的实体专做这个项目，而不让其成为学校整体的一部分。大学里的教授们可以担任该研究所的顾问或者兼职研究员，但不能担任所长或者进入管理层。麻省理工学院的林肯实验室就是这方面最好的例子。美国大学采取的方式具有示范效应，诸如此类的实验室在英国的大学、日本的大学都普遍存在。我国重点院校也不同程度地存在一些脱离教学的实验室和科研所。与美国大学所不同的是，我国大学的实验室或研究所的管理层和所长通常都由教授担任。显然让21世纪的大学一成不变地恪守19世纪初提出的"教学与科研相统一"的原则，应该不算是大学的进步。但从美国大学采取的办法以及其他国家大学纷纷效仿的情形来看，教学与科研相统一依然是现代大学坚持的理念。在此背景下，高校教师别无选择。埋头于教学不符合高校教育制度对教师的要求，单纯搞科研不符合大学的社会定位。教师只能边教学边搞科研或边搞科研边教学，对高校教师而言这大概也是教书匠与学者的区别。

2.科研行为是对科学精神的传承

科学精神的内涵是一个抽象而无法具体的概念。科学是探索真理的研究，科学精神应该是指探索真理的内在驱动及影响力。但这种内在驱动及影响力的具体内容是什么，很难形成统一的认识。关于科学精神的内涵，著名的科学社会学家罗伯特·金·默顿（Robert King Merton）在《论科学与民主》中做了如下阐述：“科学的精神气质是指约束科学家的有情感色彩的价值观和规范的综合体，这些规范以规定、禁止、偏好和许可的方式表达。它们借助于制度性价值而合法化。这些通过戒律传达、通过赞许而加强的必不可少的规范，在不同程度上被科学家内化了，因而形成了他的科学良知，或者用近来人们喜欢的术语说，形成了他的超我。”这种“必不可少”的规范被默顿视为科学精神的气质。具体概括为四种规范：普适性，即科学研究应遵循普遍适用的检验标准；共有性，即科学知识应该共享；去私立性，即不应以科学谋取私利；有组织的怀疑，即科学研究应不断向自然界和社会提出合理质疑。默顿的科学精神“四规范”说，影响巨大。因其“四规范”说的前提虽然也承认科学研究是创新知识的活动，但“四规范”说更注重科学家的行为规范结构即科学共同体的内部规范结构。对科学精神的阐述“完全从科学体制内部考察作为共同体的科学如何并何以自治或自主运行问题”。因此，默顿所描述的科学精神的气质是指科学共同体在科学活动过程中的应然情形，并不表示科学研究的实然情形。也是由于这个原因，默顿的“四规范”说一经提出就处于质疑当中，一定程度说明对科学精神的实质存在不同理解。北京工业大学2017年“科学精神与学术规范”教育宣传月，紧密围绕“弘扬科学精神，恪守学术规范”的主题，校院、院院联合，组织了形式多样化和内涵丰富的活动。其中，“非常了得”知识竞赛、漫画大赛等活动作为载体，充分发挥了新媒体的重要作用，挖掘科学精神、感人故事、精湛技术等“宝贝”，受到了广大师生的喜爱。组织了“我与学术楷模谈学术规范”系列采访活动，走近我校优秀教师，感悟科学精神的传承。作为学术组织，中科院在《关于科学的理念的宣言》中，对科学精神也做了明确具体的描述：

①科学精神是对真理的追求，不承认有任何亘古不变的教条，认为科学有永无止境的前沿。

②科学精神是对创新的尊重，创新是科学的灵魂，科学尊重首创和优先权。

③科学精神体现为严谨的方法，每一个论断都必须经过严密的逻辑论证和客观验证才能被科学共同体最终承认。

④科学精神体现为一种普遍性原则，科学的大门应不分种族、性别、国籍和信仰地对所有人开放，科学研究遵循普遍适用的检验标准。

上述个人或机构对科学精神的阐述虽然在表述上有所不同，但都不否认在探索真理的过程中科学精神的存在。事实上从古往今来的科学家在科学探索过程中所表现出来的那种为伊消得人憔悴、衣带渐宽终不悔的执着来看，的确存在一种科学精神。意大利科学家布鲁诺（Bruno）坚持口心说，被当时的宗教视为异端。对布鲁诺进行了长达八年的迫害之后，最终将不屈服的布鲁诺烧死在罗马鲜花广场的石柱上。布鲁诺殉难300年后，人们在罗马鲜花广场竖起了布鲁诺的铜像，纪念这位为科学献身的勇士。牛顿是人类发展史上最伟大的科学家之一，他在物理学、数学和天文学方面的贡献，都具有划时代的意义。牛顿将其最伟大的科学成就三大运动规律写在《自然哲学与数学原理》一书中，但出人意料的是这本杰作的出版却是来自另一位科学家埃德蒙·哈雷（EdmondHalley）的敦促及倾囊相助。哈雷作为科学家一生也有很多成就，让他名垂后世的是他的名字和宇宙中那颗彗星的名字相连。事情的起因是哈雷向牛顿请教一个关于平方反比律的数学问题，牛顿给了一个令哈雷惊奇而满意的答案。但哈雷要求进一步知道得出结论的计算过程，在哈雷的敦促下，牛顿闭门谢客两年最终完成了这部杰作。但牛顿拒绝公开该杰作最核心的部分，在哈雷苦口婆心的劝说下，脾气古怪的牛顿才拿出了手稿。哈雷亲自完成著作的校对、编辑、并撰写了序言，但更麻烦的是原本答应出版该作品的出版商反悔了，认为一本晦涩难懂的数学原理的书应该不会有好的销路。并不富有的哈雷支付了全部的出版费用，科学史上最伟大的著作才得以诞生。牛顿因万有引力而名垂千古令人仰慕，哈雷为牛顿的成就所做的无私奉献更令人敬佩。即使是默默无闻的学者，也会尽自己的微薄之力诠释科学精神的力量。已经退休的东南大学教授陈善年50多年前参与了中国第一代核潜艇反应堆设计，因涉及机密这项研究一直保密。直到2014年核潜艇"091""092"工程解密，陈教授当年的工作才得以解密。一个细节让人唏嘘，他和他的团队所有参与人员当年都是义务劳动，没有报酬且默默无闻，但这并没有影响陈善年教授对自己专业的热爱。退休后他依然积极地致力于向民众科普核电安全，为了培养核电创新人才，他拿出省吃俭用的100万元积蓄，在东南大学能源与环境学院设立奖学金。在陈教授身上我们看到了科学精神的光芒。屠呦呦是中国知名药学家，多年从事中药和中西药结合研究，突出贡献是研制出新型抗疟药青蒿素和双氢青蒿素。2011年9月，她因为发现青蒿素——一种用于治疗疟疾的药物而获得了拉斯克奖。2015年10月，屠呦呦获得诺贝尔生理学或医学奖，理由是她发现了青蒿素。她成为首获科学类诺贝尔奖的中国人。人类科技发展史上，科学家们以自己不懈的努力为人类自身的发展提供动力，科学家们在探索真理过程中无私、无畏、锲而不舍的表现为科学精神做了很好的注解。他们既是科学精神的践行者，也是科学精神的传承者。

相对于企业的科研团队及商业化的科研机构而言，高校教师在科研过程中更有可能传承科学精神。从外部环境对高校科研行为的影响来看，虽然高校教师在创新知识方面也面临着首创及优先权的竞争，但高校属于公益组织，无论是培养人才、创新知识还是服务社会都不以营利为目的。高校的公益性决定了高校教师科研享有一定程度的学术自由，基于兴趣的研究在高校比较普遍。教师并不直接面对市场竞争，没有特定商业目的，研究内容上没有强制性限制。研究的外部环境相对宽松或者说研究所面临的竞争不是很激烈，使高校教师科研具备了传承科学精神的客观条件。

从高校教师科研的内容、目的及特点来看：基础研究是高校教师科研的主要形式。基础研究是指为获得关于现象和可观察事实的基本原理及新知识而进行的实验性和理论性工作，它不以任何专门或特定的应用或使用为目的。高校教师是基础研究的主力军。2016年，全国共投入研究与试验发展（R&D）经费15676.7亿元，比2015年增加1506.9亿元，增长10.6%，增速较上年提高1.7个百分点；研究与试验发展（R&D）经费投入强度（与国内生产总值之比）为2.11%，比2015年提高0.05个百分点。按研究与试验发展（R&D）人员（全时工作量）计算的人均经费为40.4万元，比2015年增加2.7万元。基础研究没有特定的商业目的，是以创新探索知识为目的的研究，具有探索性、不确定性。基础研究成果通常以论文、著作为表达形式，不能带来经济效益，甚至论文、著作发表后因研究的问题比较前沿而可能无人问津。基础研究的这些特点，一定程度上要求从事科学研究的人员不能急功近利，甚至需要具有为探索科学真理守得住清贫并默默奉献的科学精神。获得2015年诺贝尔医学奖的科学家屠呦呦就是一个很好的例证。从37岁开始对青蒿素进行研究，到85岁高龄依然执着于青蒿素药性的进一步研究，其间默默无闻。因为诺贝尔奖，人们才知道有这样一位科学家为降低疟疾患者的死亡率几乎默默奉献了一生。高校教师作为基础研究的主力，无论是基于主观上对科学精神的崇尚还是基于基础研究的特点所要求，都责无旁贷地成为科学精神的传承者。

从高校教师科研的内在影响方面来看，一个具备科学精神的教师，在传道解惑的过程中，必然对学生产生重要的影响。科学研究一方面要出高水平的成果；另一方面还要重视高水平的科研人才的培养。青出于蓝而胜于蓝，不仅是指在知识上的传承，还包括科学精神的传承，所以高校教师肩负着传承科学精神的义务。

三、高校教师科研能力的现状与培养

（一）高校教师科研能力的现状

1.高校教师是科学研究的主力军

　　高等学校是社会的学术组织，教书育人、科学研究和服务社会是高校在具体的社会发展中所扮演的角色和承担的社会责任。学术活动和学术使命是高校赖以存在的根本。19世纪初柏林大学确立了科学研究职能后，知识创新就成为高等学校工作的重要组成部分。从各国科技发展的历史过程来看，许多显著促进经济发展的科技发明都是依托高校产生的，影响人类生活方式的重大科研成果有70%都产生于高校。我国高校在推动技术进步、社会发展与经济发展的重大科技问题中同样发挥着重要的作用。据统计，"2014年在已经对外公布的国家自然科学基金资助结果中，根据资助金额总数来计算，排名榜单前10位的均为国内知名的高校。高校在获得基金资助数量方面，占据绝对优势，前29名均为高校。在资助金额总数和资助数量总数排名榜前100名中，共资助18838项，金额约为121亿元。其中高校占据91个席位，获资助17888项，金额约为114亿元。高校获资助项目数和资金数约占榜单前100名总数的95%"。大学还是我国自然科学奖、科技发明奖、科技进步奖的获奖大户。2014年度国家科技大奖自然科学奖46项中27项由各类大学课题组获得，科技发明奖54项中大学获奖39项，科技进步奖62项中38项由大学取得，获奖比例分别约为59%、72%、61%。根据2012年的统计，高校拥有中科院和工程院院士600余人，占全国院士总数的40%；国家杰出青年基金获得者1420人，占全国总数的65%；高校建立的重点实验室140个，占总数的64%。国家重大科学研究计划项目和国家重点基础研究计划项目中，由高校教授牵头的项目占半数以上。在经费投入方面，高校基础研究经费占全国基础研究经费的55%。上述数据说明，高校是我国重要的技术资源与智力资源的聚集地。

　　在科研人员的数量上，高校从事科研活动的教师人数庞大。截止到2014年全国各类高校与科研活动相关的人员数量分别是：教学与科研人员890798人，其中科学家和工程师855522人；研究与发展人员359854人，其中科学家与工程师351747人。教育部直属高校教学与科研人员254629人，其中科学家和工程师241324人；研究与发展人员129938人，其中科学家和工程师125851人；R&D成果应用及科技服务人员20684人，其中科学家和工程师20196人。

　　不仅如此，科研经费支出方面我国各类高校也是一支重要的力量。根据教育部高等学校科技统计资料以及中国科技统计年鉴公布的数据：2008年至2014年我国各类高等学校研究与发展经费支出平均占全国研究与试验发展经费支出的67%，从科研经费的支出方面也可以看出高校是我国科研的主力军。

　　2.各类科研成果数量多但质量有待提高

　　高校教师科研成果最主要的呈现方式是专著、论文以及专利申请数量和授权数量。教育部科学技术司每年公布的高等学校科技统计报告中，对各类高校在基础研究领域、应用研究领域以及应用开发领域所取得的成果予以公布。各类高校每年发表的专著、论文，以及申请和获得的专利数量都有详细的数据统计。根据每个年度的统计数据显示，高校教师出版的专著、发表的论文以及申请的专利和授权专利的数量逐年增长。LetPub基于Web of Science数据库，对2016年中国高校及科研机构发表SCI论文情况进行了初步统计，整理了2016年我国科研机构发表SCI论文数量Top50、2016年我国发表SCI论文数量增长较大的科研机构排名Top20和2016年我国高校及科研机构发表ESI高水平论文数量排名Top 20。

高校教师科研成果质量与数量相比，质量方面的评价并不那么令人欣喜。虽然从国家自然科学奖、国家发明奖、国家科技进步奖得奖情况来看，高校教师与其他国内科研机构和组织相比，依然是获奖大户。但是如果从高校教师出版的专著、发表的论文被引用的频次以及专利申请、专利授权数量和全国申请数量及授权数量相比，情况就不太乐观。

中国科技与技术信息研究所根据《科学引文索引》（SCI）收录中国论文情况所做的分析发现：2004—2014年我国科研人员共发表论文136.98万篇。平均每篇论文被引用7.57次，世界平均值为11.05次/篇，平均每篇论文被引用次数与世界平均值还有不小差距。在2004年至2014年间平均发表科技论文累计超过20万篇的国家共19个。有12个国家每篇论文被引用次数大于平均值11.5次，按平均每篇论文被引用次数排序，我国排在第15位。从上述数据来看，我国科研成果质量还需进一步提高。

2014年10月，全球领先的智能信息服务商汤森路透发布了名为《创新在中国—中国专利活动发展趋势与创新的全球化》的报告，报告指出中国在专利领域逐步崛起并占据统治地位。2007年至2017年（截至2017年10月）中国科技人员共发表国际论文205.82万篇，继续排在世界第2位，数量比2016年统计时增加了18.1%；论文共被引用1935.00万次，增加了29.9%，排在世界第2位，比2016年上升2位。中国国际科技论文被引用次数增长的速度显著超过其他国家。

中国平均每篇论文被引用9.40次，比上年度统计时的8.55次提高了9.9%。世界整篇均被引用次数为11.80次/篇，各国平均值为13.66次/篇，中国平均每篇论文被引用次数虽与世界水平还有一定的差距，但提升速度相对较快。该报告同时认为在数量上中国专利的增长速度虽然很快，但在专利质量上还有待于进一步提高。原因是美国专利申请主要来自高等院校或企业，而中国的专利申请大部分来自企业或个人申请者，因此知识产权的质量很可能并不稳定。汤森路透关于中国专利质量的判断未必客观，但反映了一个基本的现实：即与中国专利申请数量及授权数量快速增长的事实相比，我国高校的专利申请与专利授权方面的表现很不尽如人意。一个基本的结论就是：作为教师科研成果的一种表现方式，我国高校教师在专利领域既无申请数量的优势，在专利质量方面也乏善可陈。

3.高校教师对知识产权认识不足

关于对知识产权的认知，笔者曾进行了一个小范围的访谈，访谈对象15人，其中教授6人，副教授5人，讲师4人。博士学位11人，硕士学位4人。分别涉及金融、数学、经济、法学、交通工程及航天测控等专业领域。设计了12道访谈题目，其中7个题目是关于对知识产权的认知。具体内容为：

①知识产权包含哪些权利？

②知识产权是什么性质的权利？

③知识产权制度保护什么？

④知识产权应该受保护吗？

⑤知识产权制度对基础研究及应用研究有影响吗？

⑥承担国家资助的课题，项目完成后其科研成果属于谁？

⑦从保护知识产权出发，对科研过程中的严重抄袭和造假应该怎样处罚？对上述问题的回答一定程度说明，教师对知识产权的认识存在不足。

几乎所有的访谈对象对知识产权包含的权利都有明确的认知，认为知识产权应该包括著作权、专利权及商标权。在关于"知识产权制度保护什么"的访谈中，几乎所有的访谈对象都没能准确地给予描绘，但所有的访谈对象都认为知识产权应该受到保护。对于知识产权是什么性质的权利？有4人能明确回答出是一项财产权利，其他访谈对象大都表示没有考虑过这个问题。大部分的访谈对象认为知识产权制度对应用领域的研究或者说对技术领域的研究作用更大，对基础研究领域的影响不大甚至认为没有影响。由国家资助的科研项目，项目完成后的科研成果属于参加项目研究的教师还是属于教师所在的学校？被访对象有8人认为应该属于从事项目研究的教师，有3人认为应该属于教师所在的学校，有4人表示不太清楚。对科研中的严重抄袭和造假应该怎样处罚？有13人认为应该受到校纪校规的处罚，有2人认为应该受法律制裁。由于教师对知识产权制度认识上的不足，必然会在科研过程中出现行为偏差。

（二）教师教育科研能力提升的必要性

教师的教育科研能力，是指教师在教育教学过程中，通过相关的各种教育教学活动及实验研究而进行创新整塑的能力。首先表现为对亲历的教育实践活动以及发生的教育现象的探究分析，并能够从中发现新的问题和现象的意义，在平时教学工作中，养成勤思索的习惯，并经常检视从事的教学工作中还需要继续改进的方面，且形成理性思维。教师教育科研能力的进一步发展则是对新的教育问题、思想、方法等多方面的探索和创造能力，运用多方面的经验和知识，综合创新性地形成解决新问题方案的能力。在不断求索中，教育研究能力就自然而然地提升到较高层次，形成教育智慧，标志着教师专业技能所达到的水平。高校教师的研究大多是结合自己的教学工作实践而进行的，毋庸置疑，教师从事教育科学研究是提高高校教育质量和教师专业技术水平的必要条件。

1.提升教师教研能力是新时期高校教育发展的要求

在当今世界国际化、信息化迅速发展的趋势下，相对应的高等教育在教育理念、人才培养、课程改革、教学内容和管理模式等方面发生了很多变化，新的教育理念对教师的自身素质和教研能力提出了更明确的要求，强调教学诸要素的整合及塑造能力；教学合作与沟通能力；开发学生自主学习和创新的潜能；教学研究能力和教学创新能力。不拘泥于固定的条条框框，根据学生的个性特点因材施教，充分发挥学生的创新精神和内在潜质。新教育理念认为应设定具有调整空间和弹性的教学目标，应该在一种具体的、特定的受情境影响的状态下，随时以敏锐的思维灵活应对处理教学中的各类问题；新教育理念追求教育内容的多样性、疑问性、启发性和问题的开放性，并以此为契机增强学生创新探索新领域的能力。上述这些变化对教师素质提出了更高的要求。

英国学者斯腾豪斯（Stenhous）曾提出"教师即研究者"的观点。斯腾豪斯认为，教师在课堂教学中应采取探究的方法而不是单纯讲授灌输的方法，这就需要教师尽快转变角色，摒弃传统教学模式，以启发者和研究者的身份出现。在课程改革中，把每一间教室都变成新课程的实验室。教师必须花费更多的时间去从事那些成效显著、富有创新性的实践活动，并融入学生中，相互影响、讨论、激励、鼓舞，引领学生探索新世界。

2.教师教研能力培养为提高教学质量提供了条件和保障

通过西方发达国家高等教育质量建设的经验可以看出，提高高校教师教学水平、促进高校教师发展必须重视调动教师参加教育科学研究活动的积极性。提高质量不能只是依靠高校增加经费支持，强化教育教学行政管理，而是必须通过构建高水平教师队伍，进行创新性教学方可实现，因而必然要求高校教师对自身教学活动不断探索研究，对出现的教学现象进行分析，审视自己的教学工作还有哪些方面需要改进，综合考虑影响课堂教学效果的因素，充分调动学生学习兴趣，如教学内容是否丰富，教学手段是否先进，教学中与学生沟通互动情况如何等，在整个过程中，教师需要通过教育教学研究来实现对教学的探究，解决教学中存在的诸多问题，使教学行为在有限的时间、空间里实现最理想的教学效果。以此观之，要提高高等教育教学质量，就应该从教师教育科研能力的培养入手，将教育科研的成果应用在教学实践中，以达到促进教育改革、提高教学质量的目的。

3.教师教育科研能力培养是提高教师专业技能的基本要求

教师教育科研能力是教师教学能力的重要组成部分。教师要提高自身的教学能力就必须提高教育科研能力。在教学过程中，由于教师职业的专业化特点，教师教育科研能力的培养对于提高教师专业技能是不可或缺的。教师专业发展包括学科专业性和教育专业性。国家对教师任职要求，既规定学历的标准，也要求相应的教育知识、教学能力和职业道德规范。新形势下，国家对教师的专业知识和专业技能要求越来越高，专业知识包括学科知识、教育教学知识等。专业技能则包含教学技术和教学能力两个方面。而专业知识和专业技能的提高，不是一朝一夕、一蹴而就的事，知识必须经过长期的学习积累，而计算机操作、教育教学等技能，需熟练掌握灵活应用于教学实践，在教育科学研究中需要运用创新思维，尽心竭力对所要研究的课题采取调查研究、案例研究等研究方法反复进行分析、论证，最后得出结论，解决所要解决的教学问题。在整个过程中，就会不知不觉地拓宽教师的知识视野，提高教师的专业技能。由此可见，对教师教育科研能力培养是教师专业发展、提高专业技能的基本要求，教师教育科研能力也是高校教师开展教育教学应具备的基本素质。

4.教育科研能力强的教师方能承担教育的改革和创新

教师职业的特殊性决定了教师会随时应对未知困难和挑战。教师面对的学生数量众多，且每个学生的个性千差万别，而教师所面对的教育内容也随着时间的变化复杂多变，教师必须根据学生的个体差异、教育环境和教育内容，随时间的流转变换，强化创新意识，因人因地制宜，采取相应合理的教学手段、教学方法，开拓创新，以培养创新型人才为己任。伴随教育教学改革的发展，要求加强课堂教学与实际生活的联系，封闭的教育教学模式将被打破；新的教学理念将替代传统的教学观念。这就要求教师既要自身更新知识，提高技能，又要教授学生掌握知识技能的方法；要适应学生因社会环境而发生的变化，且要随环境变化调整教育教学活动的方法。要根据教学实践的要求密思考，求实创新。增强探究意识，夯实教育科研基础。只有对教学实践及其现象问题进行深入研究，才可能真正把握教育教学规律，才能轻松应对变幻未知的教育教学问题，因而也才可能达到"居高声自远，非是藉秋风"的教育教学境界。现实社会中，由于人际交往途径和网络媒体发展迅速，学生会通过多种渠道和方式获取来自四面八方的信息，从而冲减了从教师处获得的信息量，导致学生对教师的敬仰和服从心理日益减弱，质疑教师教育教学活动和能力的意识日益增强，尤其对那些照本宣科、没有自己思想见解的教师构成挑战。教师要想在学生中继续保持令人尊敬的良好形象，取得预期的课堂教学效果，就必须进行教育科学研究，刻苦钻研，不断提升专业技能和研究能力，具备使学生折服的学问和素质，在学生心目中树立良好的职业形象，以胜任高等教育改革和创新。

（三）影响教师教育科研能力提升的因素

1.教师自身因素查摆

高校教师自身因素是深刻影响教研能力发展的主导型因素。教师的心理活动决定着教学行为的实施，如在自己的教育生涯中设定什么样的目标，对自己的职业规划有着什么样的愿景，都对他们的教学实践和事业发展起着很大的作用，因而教师教研能力发展程度与教师自身的主观意愿密切相关。

（1）教师的思想观念存在误区

教育科研对提高教育质量与教师素养的作用已成为教育界普遍支持认可的共识，但在一些高校教育科研工作中，不利于教师参加教育科研的思想误区依然存在。误区之一是对从事教育科研重要性的认识肤浅，一些高校教师将教育科研看作负担，片面地认为进行课堂教学已足够，教育科研与己无关。误区之二是对教育科研存在偏颇观念，从思想上偏重于科学研究，轻视教育科研的作用。误区之三是对教育科研存有畏难情绪。有些教师认为自身知识底蕴不足，缺少资料信息储备，视教育科研为无法完成的难题；有些教师虽有从事教育科研的信心和时间，但却由于教育研究课题选题范围，或不清楚教育研究的程序和特点而"望题兴叹"。误区之四是偏离实际，好高骛远，有些教师认为教育科研就是承担项目，并且盲目追求教研项目立项的"高大上"，满心希望能立项"国家级""省级"等教研项目，认为只有如此才能称为研究。

（2）教师素质阻滞教研进程

教师对教育科研的思想观念，决定了其是否愿意参加教育科学研究。而教师自身的素质，则决定了其能否真正做好教育科研。教师自身的素质，包括其专业文化素养、理论素养、教育创新等方面。教师应自觉学习充实学科专业知识，热爱教育科学研究，认真掌握教育学等应用性教育理论知识，提高专业课教学科研能力。要想提高高校教师教研能力，首先需要教师自己学习领悟、潜心投入、深入钻研与竭尽全力。这就要求教师从思想上充分重视开展教育科研的必要性，清醒知道教育科研的地位和作用。

高校教师参加教育科研，必须走出思想的误区。要冲破过时的教育研究观念的樊篱，消除阻滞教育科研进程的种种模糊认识和负面因素，通过培训、学习等多种形式，使教师明确教育科研是课堂教学不可缺少的重要过程，教育科研能力是教师职业生涯的必备素质，教师是教育科研的决定力量等理念，引导教师把教育教学工作与教育科研作为自身发展的两翼，将二者紧密结合，做到你中有我，我中有你，不可或缺。

2.高校管理机制分析

影响教师教研能力提升的因素，除了教师自身因素具有决定性作用外，高校的管理机制对教师教研能力也有重要的影响。

（1）教研管理制度

高校对教育科研的管理理念和教研制度，会直接影响教育科研作用的发挥。推动教育科学研究工作的开展，对调动教师主持或参与教研项目研究的积极性，提高高校教育教学质量都会起到积极的促进作用。

（2）评价考核机制

高校制定的教师评价方法和考核指标对教师发展所起的作用不容轻视，涉及教师切身利益的职称评定和专业岗位聘用方面，教师的教研成果作为指标在人事考核中的地位怎样，所占权重如何，对教师的教研成果采取怎样的评价和导向机制，会直接影响到教师从事教育科研的态度。

（3）成果奖励政策

高校有关部门制定出台教研成果奖励政策，对教师教研成果不同级别的奖励、教研项目资金支持力度，必将会影响教师参与教育教学研究的意愿和教研能力的提高。

（四）提升教师教研能力的方法和策略

1.教师自身提升教育科研能力的方法

若想要进一步深化教学改革，还需要拓展一些课堂教学的新思维。采取相应的教育科学研究方法，为有效提高教师课堂教学能力寻找合理有效的途径。

（1）立足课堂，观察分析

为了提高课堂效果，应该引导教师聚焦于课堂教学，采取教师互助观课研究，使教师立足课堂，运用教育研究方法中的观察法，带着明确的研究目的，凭借如眼、耳等自身感官，以及录音、录像设备等有关辅助工具，直接从课堂情境中搜集资料，并依据资料做相应研究。

通过观课后对某些预先设定被教师们关注的课题进行研究、探讨和分析，这种方式可以集中针对主要问题开展研究，能够达到改进教学效果、提高教学水平的主旨。作为观课者的教师以学习、研究和指导的态度开展观课活动，使教师寓研于教，以研促教。学校内教师之间的相互听课和研讨，能使教师将其感悟和收获运用于课堂教学，从而积极开展教育教学研究，改进教育教学方法，完善教育教学手段，努力提高教学技能，最终促使教师以学生为本，切实提高课堂教学效率。这种观课研究法对所有参与的教师都会有很大帮助，而且适用于不同层次类型的教师，对他们教研能力提高都颇有裨益。

（2）运用案例，悉心探究

提高教师教研能力还可以采取运用典型案例，启发研究者进行创造性思考的研究方法，通过案例分析，从个别到一般，透过现象看本质来揭示某一侧面的教学规律，以便从中推导出具有指导意义的原则或方法。

专业理论教师在进行教学案例研究时，根据相应的课堂教学目的，遴选一个或几个反映教学实践的课堂活动事例，根据有关教育教学理论，分析、研究教学活动问题，并提出一些解决课堂教学活动中的疑难问题的方法或策略，这将促进教师关注教学实践，对教学实践进行反思，促其改进教学方式，最终会促进教师的专业化发展；而其他教师也可以在上课或听课过程中根据自己有关教学的思考，结合教学理论撰写教学案例，并及时查阅资料解惑释疑，自觉充实新的教学理论知识。

（3）总结经验，归纳整理

在教育科研中也可运用经验总结研究法，提升教师教育科研能力，即通过各种方式全面搜集反映某种教育实践经验的事实材料，经过分析、整理，将现象材料提高到理论认识。

教师将教学中发现的问题现象及产生的新思路等加以细致记录，并形成改进自己教学行为的方案，应用于以后的教学实践，在应用验证过程中再记录新发现，形成新思路，如此循环往复，不断积累，通过经验总结获得对教育现象的理性认识，并用于指导教育实践。能及时总结自己的教学经验并做深入的思考，长此以往，日积月累，势必会由量变到质变，提升教师专业技能。

（4）发现问题，研究课题

教师在自身的教育教学实践中会产生困惑、问题，或者教学中遇到感兴趣的问题，迫使其想方设法去解决和研究，于是就有了研究的课题。在选题、方案设计、研究实施、结果表达、实践应用等课题研究过程中，教师要主动培养"问题意识"，促使教师在教育教学中反思，努力拓展自己的研究思路，学习搜集、处理和提取信息的方法，注重先进教育理论和教育科研方法的学习，思考如何运用理论知识去解决实际教学问题，从而在课题研究中实现教育科研能力的提升。

2.高校提升教师教育科研能力的策略

（1）更新思想观念，充分重视教育科学研究。回顾中国高等教育的发展历程，国务院、教育部近几年出台的有关教育教学成果奖励条例和加强高等学校本科教学工作、提高教学质量等一系列文件中，都将教育教学研究作为提高教学质量的重要内容写进文件，明确要求高校通过立项等机制，鼓励教师注重教学研究。明确提出了高等教育要以人才培养为中心，不断提升高校教育教学质量。高等教育实践表明，高校政策制度的出台、教师的专业发展、人才培养质量的提高、教学改革的推进，都离不开教育教学研究的有效开展。教学研究能力作为教师教学能力的重要组成部分，必然影响教学能力的提升。要充分认识教育教学研究对学校改革和发展所起的作用，要从根本上重视高校的教育教学研究。高校应加大管理力度和资金投入，帮助教师增强教师教育科研意识。教师作为教育科研的主体力量，应从思想和行动上重视教育科学研究，并抓住机遇，完善自我，积极投身教育科学研究，努力提升自身教育科研能力。

（2）加强教育教学研究项目管理力度，为教师教育科研提供指导帮助。加强对教育科研的管理，必将有效促进教学研究的开展。要通过规范化管理，加强对教育科研管理，制定合理且符合学校实际的教育科研管理制度，重视教研项目立项质量，强化过程管理，严格结题验收程序，努力提高对教研项目的管理水平，保证教育研究的质量，精心培育出具有应用价值的优秀教育科研成果。要通过建设教研成果推广应用平台的方式，促进教学成果的推广和应用，使成果对于人们的实际生活和社会发展真正具有应用价值。

（3）鼓励教师积极参加教育科学研究，重视教研项目立项和研究成果奖励。教师主持或参加各级各类教学科学研究项目是开展教育研究最重要的表现形式。一方面，高校应改革现有的教师评价与导向机制，改革重科研、轻教研的教师评价和考核机制，将教研考核指标列为重要考核内容，使教育教学研究达到与科学研究同等重要的地位；另一方面，要加大对教学成果和教育教学研究论文的奖励力度，通过相应的奖励政策，调动教师投身教学研究工作的积极性和主动性。

（4）组织多种形式的教育科研培训，努力提升教师的研究潜能。组织多种形式的教育科研培训，一方面，教务部门要将教学研究培训纳入教师教学培训中，将教学培训和教学研究培训结合进行；另一方面，教学研究管理部门要开展多种形式的教学研究培训，要分层次进行分类指导。培训先要了解教师的教学时间、学历、教学能力、发表的教研成果，同时综合考虑教师教研的兴趣、教研经历等因素，将教师划分为不同层次开展培训工作。培训还要起到指导的作用，具体过程如下：首先，指导教师紧紧围绕自身教学工作进行研究，指导教师针对当前教学改革的实际情况开展研究，指导教师选择自己熟悉的领域开展研究，研究注重务实，要结合教学实践选择有应用价值的课题进行研究；其次，指导教师学习领会教学研究理论和研究方法，在理论指导的基础上采用科学的方法开展教学研究；最后，指导教师将研究成果推广应用于教学。在教学实践中探索不辍，潜心投入到高校教育教学改革及研究工作中去。

第七章　高校药学专业教学的发展路径

第一节　应用型高校药学专业教学改革

一、药学专业综合实验教学存在的问题

目前国内应用型本科高校均处在改革摸索期，实验课程大多沿用传统本科实验教学理念，以单个项目、验证性实验项目为主，而应用型人才培训需要注重教产结合，应用能力训练提升。经过课堂总结、毕业生反馈及教师深入用人单位走访调研归纳出一些共性问题：

（1）实验项目与实际生产工作的脱节，学生做过实验后只是掌握了单个（类）实验技术，而不能了解与实际生产的具体关联。没有考虑到应用型人才培养的重点，很难随着工艺生产技术的革新而与时俱进。

（2）实践考核很多还是沿用笔试的形式，占期末实验课总成绩 20%～30%，这种考试方式又因考试成绩占比少，学生不重视，不认真复习，应付考试的弊端。

（3）指导教师多是理论课教师，教师与实验项目不能相对固定，对实验所涉及的多种仪器设备的使用和实际生产实践管理情况不能完全地掌握，这样也在一定程度上影响了实验教学质量。

二、实验教学体系改革思路

针对实验教学体系存在的问题，制定了以下改革思路：

（1）实验项目模块化和流水线式设计。将实验内容按工作类别分为提取、中间体、剂型、包装及质检五个模块，根据不同剂型再将各模块 排列组合成生产流

水线式实验项目。

（2）调研走访用人单位，了解实际生产工作内容，整合实验内容，贯通实验体系，将实训设备引入综合实验。

（3）改革实践考核方式，将笔试改为实操和口试，切实巩固实践动手能力。

（4）对教师进行技术提升和能力培养，聘请企业技术专家做兼职教师参与实践教学，从而建立专业化的指导教师队伍。

三、药学专业综合实验改革探索的举措

（一）制定贴近实际的实验项目

1.专业实验与生产实践相融合

为了制定贴近实际工作的实验技术训练项目，组织教师对用人单位进行深入走访，如产学研合作单位红云制药、贵州苗之灵药业股份有限公司、贵州宝昱九州药业有限公司、黔东南民族医药研究院等，了解目前主要生产项目、流程工艺、检测方法等工作内容。根据走访情况，组织专家、任课教师共同讨论根据现有实验条件制定既涵盖专业理论知识又贴近实际生产工作的流水线式大型综合实验项目。教师可以根据药学的实践资源，与产学研单位合作开发实践教学大纲，以培养学生的基础操作和基本技能为主，让学生在其中加入自己的创意和设计理念，掌握药学研究的基本思路。与实际生产过程结合的时候，教师可以与对口的科研单位和制药企业制定符合学生学习情况、适合学生实践的项目，与相关实践基地进行商谈，加大实践环节的投入力度，根据生产实践的需求让学生在生产实践研究的过程中胜任企业的相关工作。任课教师可以将实际的生产实验项目引入课堂的实验环节中，将企业具体的生产流程转换成理论知识和实践知识结合的课程，让学生可以在课堂中深层次地了解企业具体的生产流程，并根据生产流程做出创新。教师可以依托药学实验信息系统或者学校的网站，开发药学生产实践课题，让学生利用网络选择自己感兴趣的课题并参与到实践中。同时利用在线网站开发网上答疑活动，实时与生产实践单位联系，反馈最新的生产实践动态，掌握流水线式大型综合实验项目的进度，让学生根据进度设计扩展型实验。

2.专业实验与校内实训相融合。

改变单个技能训练实验课形式，引入现有大型中试设备到实验训练中，对新制定的实验项目内容、流程及细节进行完善设计，改变传统实验课的单个技能训练，将现有的药学实训设备引入到综合实验中，让学生的实验技术和生产操作能力均得到训练。例如"片剂药物的制备及质量检查"实验中涉及混合机、制粒机、鼓风干燥箱、自动旋转压片机、智能崩解仪、片剂硬度检测仪、脆碎度检测仪等

仪器设备，实验过程中会对学生进行一系列设备的使用操作培训，然后在教师的监督下进行流水线式的实验操作，训练学生进行基本技术、设备使用及生产中出现相关问题的解决能力。传统的药学实验主要依附于药学的专业课程理论，缺乏实践化的教学大纲，因此在综合实验改革探索的过程中，教师可以对实际职业的需求进行高度的讨论和分析，在此基础上突破药学学科的设置，改变单一的验证性实验。从实际生产走向出发，展开基于创新的设计性实验、综合性实验，根据目前社会对药品和医药类的需求展开多种多样的实验内容，并引导学生根据课本和实际生产实践中的药品展开进一步的实验。与具体的产学研单位进行创新合作，在校内构建基于创新的产学研合作基地。校内实训室可以面向学生开放，教师可以根据学生的需求为学生提供具体的实验资料，为学生提供更多的实践和创新空间。

3.专业实验与创新创业相融合。

通过创新创业的实践活动使学生在综合实验技能、科研创新技能和实践动手能力这三个方面得到巩固和训练，学生通过亲身接触科学研究和产业化前沿第一线，将大大增加学生的求知欲、自主学习能力、主动探索精神和团队合作精神。并将优质的、有教学代表性的项目引入综合实验中，形成实践教学促进科研创新，典型的科研创新项目引入教学的模式。教师可以设计四个层次的创新创业实验环节：第一层次以基本的操作训练为主，在校企合作基地或者与医药企业单位联合建设的示范实验室中构建演示性实验，基本摸清药学专业的实验流程；第二层次以创新和综合性的实验为主，让学生独立设计一个药学实验项目，在教师的辅助下设置开放性实验。药学实验项目可以是从书本上衍生出来的，也可以是在实践观察或者认识见习过程中提出的新课题；第三层次以设计性试验为主；第四层次以实践应用为主，让学生深入生活中观察和实践，延伸所学知识。结合自己学习的重点学科知识，完成药学实验的开发。教师还可以在日常组织学生利用实验室展开学科竞赛，或者与相关联的企业展开合作，举办科技文化节和学术讲座，让学生在参与各种活动的过程中了解科技动态，创造新的实验研究课题。

（二）通过"一个组合"进行实践考核形式改革

将笔试改为操作考核和口试组合形式，组织指导教师将实验项目内容编写出实验操作考核题的题库，让每位学生现场抽取一组题目进行考核，每组题目包括一道10分操作题和一道10分口答题，考核总分20分。例如操作题"药物颗粒的制备"考核，教师会在现场准备出制备颗粒所需的药品、试剂和仪器，在考试过程中对学生的试剂使用配制，技术要领，仪器使用，实验结果等环节进行考核，然后根据采分点给出得分。口试题让学生就抽取的口试题目当场口述回答问题。

监考教师现场给出得分。在一个组合的实践考核过程中，指导教师可以以抽查为主要教学督导手段，考试形式改变后，学生应试态度变化非常明显，一改过去对实验考试不重视的情况，与监考教师"一对一，面对面"地进行考试，对学生备考起到了较大的督促作用，这种考试形式使学生真正达到了巩固知识，加深印象的目的。

第二节　药理学课程教学改革

一、优化教学内容

丰富授课模式紧扣专业特点，优化教学内容。有机化学的知识点琐碎，涉及的反应机理晦涩难懂，有一定的乏味性，学生学习过程中容易产生畏难情绪。为此在讲授时可以结合实例，尤其是药学相关的案例来进一步加深学生对具体知识点的理解。譬如在讲解立体化学基础的时候，可以通过"反应停"事件来阐述药物分子中的立体异构对药理活性的影响。对于药学研究中应用较少的内容可以适当降低要求，以学生自学为主，譬如卡宾和周环反应等章节。相应地，对于药物结构中广泛存在的杂环化合物、甾体、糖等知识点不可忽视，应给予足够的课时讲解时间。整合授课内容，注重归纳总结。本科有机化学课程以官能团为主线分为不同的章节，学生容易认为章节间是孤立的，学习后面章节时容易将前面章节的内容遗忘。不同章节间实际上存在着千丝万缕的联系，共同组成有机化学的框架，为了将各章节知识点串联起来，提高学生的实际掌握水平，需要格外注重归纳总结。

二、拓展网络教学素材，开展线上辅助教学

随着互联网，尤其是移动互联网的快速发展，线上学习逐渐凸显出独特的优势，网络上有大量优质且有趣的教学或科普视频、音频和文字材料，这些素材都可以作为线下课堂的有益补充。高校教师与本科生的交流主要是在课堂之上，课后的互动通常较少，通过开辟线上辅助课堂，师生间的距离可以被大大拉近。师生间可以针对最新的有机化学进展和诸如诺贝尔化学奖等有机化学热点新闻开展热烈讨论，师生间这种良性互动可以大幅提高学生的热情，激发他们的学习动力。

三、加强实践教学，培养科研兴趣

有机化学是一门实验性学科，只有将理论讲授与实际实验操作相结合，才可

以更好地理解有机化学反应并掌握相应的实验技能，充分领会这门课程的无穷魅力。大多数本科生具有强烈的操作化学实验的主观愿望，然而由于课时资源限制，本科生的有机化学教学实验较少，且通常较为简单，难以满足实际的教学需求。因此，授课教师可以尝试引导本科生进入教授们的科研团队，在学习理论课的同时，让学生们早期接触科研，边学习，边实践。借助课题组中完善的研究课题和实验平台，学生们的学习兴趣、学习水平和实验操作能力都将得到大幅提升，竞争力得到进一步增强，为今后的深造或者工作打下牢固的基础。笔者在教学实践中亦做了这方面的尝试，近年来，十余位同学进入笔者课题组，利用课余时间开展科学研究。实践表明，这些早期接触科研的学生不仅无人抱怨实验室工作占用课余时间，他们反而呈现出高涨的学习热情。经过一段时间的学习，大多数学生可以熟练掌握各种仪器设备的操作，并能独立通过多步有机化学反应制备复杂目标产物。他们对于有机化学反应机理、官能团特点和反应性的理解远超没有实验室实际经历的学生，因此他们对有机化学知识点掌握得更为扎实，通常获得更高的学习成绩。此外，多位同学还通过科研经历成功申请到国家级和省级大学生创新创业项目等。总之，学生们利用课余时间参加科研训练，不仅可以巩固课堂所学知识，亦能充分激发他们的学习积极性，锻炼科研能力，拓展知识眼界。今后，鼓励学生积极参与到学院各课题组的科学研究中，加强实践教学，坚持理论和实践并举的学习方式应该成为有机化学课程教学改革的重要方面。

第三节 药学专业药剂实验教学提升策略

一、实施双语教学

随着国际化进程的日益加快，社会对英语能力的要求也越来越高。在药学领域，毕业生在工作后很可能要操作进口的仪器设备，或者使用进口药物，必须要阅读英文的使用说明。因此，专业英语教学非常重要。虽然高校会开设常规的基础英语课，但是学生的专业英语水平并不会因此而得到很大的提高。有些高校虽然会专门开设一门专业英语课，但是由于专业英语词汇生僻，并且文章也不像普通英文文章生动有趣，学生的学习兴致不高，达不到预定的学习效果。因此，双语教学是一种势在必行的教学改革，在专业课程授课过程中，尤其是在专业实验课程授课时实施双语教学，学生的学习环境更为真实生动，专业英语水平可以得到有效的提高。首先，可以选用中英文对照的实验教材，鼓励学生通过英文部分预习实验，中文部分作为辅助学生理解的工具。其次，在课堂上教师可以进行双语讲解，学生也可以用双语的形式和教师讨论实验内容，给学生一个使用英语的环境，锻炼学生的英语应用能力。实验结束后，鼓励学生撰写英文实验报告，包括实验目的、原理、材料、步骤、现象和讨论等几个部分，教师采用英语的形式对报告进行点评。整个实验课教学过程中，学生的听说读写能力都能得到锻炼。并且，在实验课中，学生可以具体接触到不同的药物剂型和实验原辅料以及实验器材，对每个实验步骤也都有亲身体验，有助于学生对专业英语的记忆和领会。

二、增加新剂型相关的实验内容

目前，开设的药剂学实验课主要集中在传统剂型的制备和质量考察上。但是，随着药剂学科不断发展，涌现了许多更为安全有效的新剂型和新技术，并且部分已经在临床上得到应用。作为临床药学专业的专业人才，大部分将从事与指导临床用药相关的工作，学生不仅要掌握和理解传统剂型的相关知识，还应当对当前药学领域最前沿的研究内容有所关注和了解，以方便在以后的工作中更有效地指导临床用药。《药剂学》全国统编规划教材从第五版开始专门设置了介绍药物新剂型与新技术的内容。其中介绍了包括制剂理念，处方设计，制备工艺筛选，生产设备应用等许多内容。只凭教材中的文字描述和教师在理论课堂上的讲解比较枯燥乏味，并且十分抽象，很难使学生真正理解和掌握。在实验课上适当添加一些相应的实验内容，学生通过具体的实验操作，对新制剂的理念有直观的认识，全面了解制剂的整个制备工艺流程。同时，通过观察每步实验所产生的实验现象熟悉处方中各种辅料所发挥的作用，让学生基本掌握该制剂的特点和优点。由于现在的新剂型和新技术比较多，而且有很多还处于实验阶段，并没有真正实现市场化，作为学生实验可能会存在重现性差、原辅料不易获得、实验设备不易购置等问题，所以在选择实验时，教师可以选一些比较成熟而且已经有应用的新剂型新技术，比如制备固体分散体，环糊精包合物等。或者教师可以将自己的科研课题与学生的实验教学相结合，将自己实验研究中新颖且成熟的部分拿来作为学生实验，既可以丰富学生的实验内容，开阔学生视野，也可以推进教师自身的科学研究。开设实验前，教师必须要先做一下预实验，考察实验的实用性和可行性，确定实验方案后，再搬到实验课堂上，让学生通过实验真正体会到新剂型和新技术的实用性。

三、增加自主设计的实验

随着个体化给药的呼声越来越高，越来越需要专业的临床药学人才指导临床用药，而这对临床药学专业学生的综合应用能力提出了更高的要求。目前，大部分学生实验以验证型为主，即按照实验讲义上的实验步骤按部就班地完成实验。此类实验虽然可以锻炼学生的基本实验技能，并且可以帮助学生接触到各种不同的剂型，但是很难提高学生的自主创新能力和综合应用能力。适当增加 1 — 2 个自主设计的实验，以学生为主体进行实验设计、操作和讨论，可以培养学生发现、分析和解决问题的能力以及科学探索的精神，并且对药物制剂的原理和应用有更进一步的认识。开展实验时，教师可以先提供几个实验选题，实验题目要细化，不要太难太宽泛，避免打击学生的积极性和自信心。实验内容可以围绕以下几个方面展开：

（1）从已开展的实验内容中选出一些易出现问题需改进的项目，让学生制订改进方案并开展实验；

（2）指定制备一种药物剂型，让学生用同一主药和不同辅料来制备，通过比较不同处方下制剂的差别来进行处方筛选；

（3）指定一种主药，制备不同的药物剂型，选择最合适的制剂形式。然后，让学生自由分组，按照自己的兴趣来选择一个实验题目，由学生自己结合已学到的理论知识，查阅相关的文献进行实验设计，撰写实验方案，教师可以在这个过程中对实验方案提出意见和建议，指导学生完善实验方案。确定实验方案后，便可开展实验。实验课上，教师不再扮演"讲解员"和"示范员"的角色，完全由学生完成具体操作，比如自主安装调试仪器，按照预先设计好的实验方案进行实验。教师可以在学生遇到问题时适当地引导学生找到问题的根源，辅助学生解决问题。实验结束后，学生根据实验现象撰写实验报告，教师根据实验报告了解学生对实验的理解和掌握程度，和学生再一次进行讨论和总结，完成整个实验。此类实验可以将理论学习、实际应用和实践操作有机结合，提高实验教学效果。

参考文献

[1] 刘泽乾，李牧，李高行.高校教学论 [M].长春：吉林人民出版社，2020.

[2] 宋敬敬.高校教学方法研究与改革实践 [M].长春：吉林大学出版社，2015.

[3] 薛明明，张海峰.高校教学管理及教学质量保障体系的建设与探索 [M].北京：九州出版社，2021.

[4] 孙连京.高校教学管理理论与实践 [M].南昌：江西高校出版社，2019.

[5] 张一平.高职院校教学管理概论 [M].高职院校教学管理概论 [M].北京：北京理工大学出版社，2020.

[6] 朱笑荣.高校教师教学改革 [M].吉林大学出版社，2021.

[7] 李燕.新时期高校教师能力培养 [M].成都：四川大学出版社，2018.

[8] 金元宝，吴丽艳，秦书芝，李晶莹，赵明智.应用型高校药学专业综合实验教学改革与探索 [J].教育教学论坛，2021（35）：109-112.

[9] 任瑾，魏雅芹，王杰.临床药学专业药剂学实验教学改革的思考与探讨 [J].西北医学教育，2015（02）：157-160.

[10] 石红玉.我国药学专业实践教学的现状分析和思考 [J].食品与药品，2022（04）：91-94.

[11] 张昊，秦艺曼，刘明明.药学专业有机化学课程的混合式教学改革探索 [J].云南化工，2023（07）：209-211.

[12] 季勇，马俊，韩峰，等.新时代高校药学专业大学生劳动素养提升 [M].南京：南京大学出版社，2022.

[13] 吴晓明.中国药学教育史 [M].北京：中国医药科技出版社，2016.

[14] 马雪.药学专业知识2 [M].北京：中国医药科技出版社，2021.

[15] 侯雪莲，潘岩.中美临床药学教育体系比较研究 [M].沈阳：东北大学

出版社，2021.

［16］张小英，杜世云，李克用.新建高校药学实验室建设和管理的实践［J］.广东化工，2023，50（18）：235-236，+239.

［17］吴繁荣，陆维丽，陈飞虎.“双一流”背景下地方高校药学一流专业建设实践与思考［J］.赤峰学院学报（自然科学版），2023，39（08）：75-78.

［18］温梦，刘影，王刚等.高校药学实验教学中心安全体系的构建与实践［J/OL］.基础医学教育，2023（09）：815-817［2023-09-25］.

［19］郑紫腾.高校药学实验室安全教育课程建设探讨［C］//南京康复医学会.第三届全国康复与临床药学学术交流会议论文集（三）.［出版者不详］，2022：560-565.

［20］李烨，白小茗.高校药学专业人才培养模式构建——以专业群建设为例［J］.人才资源开发，2022（14）：60-62.

［21］夏亚钊，刘艳艳，王卫华等.浅谈高校药学实验废弃物规范处理［J］.广州化工，2022，50（04）：191-192+195.

［22］何应学，赵婷婷，李硕等.新时代高校药学类专业学生就业指导实践与探索——以甘肃中医药大学药学院为例［J］.甘肃中医药大学学报，2021，38（05）：97-101.

［23］张美峰.互联网环境下高校药学教学策略研究［J］.黑龙江科学，2021，12（19）：80-81.

［24］金元宝，吴丽艳，秦书芝等.应用型高校药学专业综合实验教学改革与探索［J］.教育教学论坛，2021（35）：104-107.

［25］赵薛晶，荀俊华，翟亚茹等.高校药学实验室安全文化建设路径的探索研究［J］.广东化工，2021，48（11）：249-250.

［26］娄晓月，侯婷婷，彭媛.高校药学专业理论课程实践教学改革探索［J］.广东化工，2021，48（09）：318-319，311.

［27］胡彦武，姚慧敏，刘雪坤等.“互联网+”背景下地方高校药学类专业创新创业教育和专业教育融合研究［J］.卫生职业教育，2020，38（20）：15-16.

［28］陆晓雨.高校药学专业有机化学课程教学改革探索［J］.山东化工，2020，49（18）：192-193.

［29］胡彦武，武子敬，姜丽阳等.“三全育人”视域下地方高校药学类专业《药理学》课程思政改革与实践研究［J］.医学教育研究与实践，2020，28（04）：657-659，700.

［30］徐华娥，王思婉，胡琴等.医学高校药学学科特色课程思政平台的建设［J］.南京医科大学学报（社会科学版），2019，19（06）：484-486.